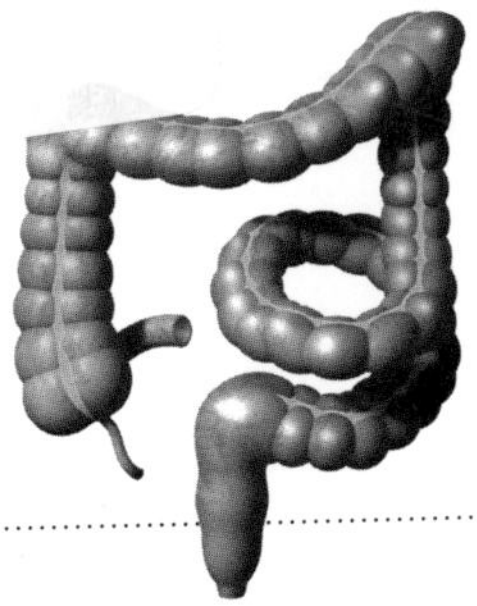

ねじれ腸

滞った便がグイグイ出てくる快うんマッサージ

落下腸

水上 健

国立病院機構久里浜医療センター内視鏡部長

主婦の友社

はじめに

大腸というと、おそらく多くの方が、四角い形を思い浮かべることでしょう。理科室の人体模型でも、理科の教科書でも、大腸はそのようなビジュアルで存在していましたから、無理もありません。

けれども、じつは、多くの日本人の大腸は、四角い形をしてはいないのです。

そのことを私が発見したのは、他の研究をしている過程でのことでした。

私は、ヨーロッパやアメリカをはじめ、全世界で使用されている大腸内視鏡挿入法「浸水法」を開発したのですが、日本でその検査法を研究していたところ、「腸の形が人によってまったく違う」という問題にぶつかったのです。

教科書どおりの腸の形なら、内視鏡の検査はラクにできます。ですが、内視鏡の検査は毎回、苦労が伴いました。日本で教科書どおりの形の腸を持つ人はあまりいなかったからです。

そこであらためて、日本人の大腸を調べてみたところ、なんと8割の人の腸がねじれていることがわかりました。ねじれたり、真ん中が落ち込んだり、その両方だったりするのが、日本人の腸の形のスタンダードだったのです。

腸がねじれた形だから即、体によくない、というわけではありません。しかし、ねじれ腸や落下腸が、便秘の意外な原因となっていることがあるのです。

本書では、ねじれ腸が原因となって便秘に悩む人に向けた「快うんマッサージ」をご紹介します。以前、これがテレビで放送されたときは、「このマッサージをしてみたら、すぐに信じられないほどの便が出た！」と、電話をいただきました。街を歩いていると、知らない人に「ありがとうございました」とお礼を言われたこともありますから、その効果はお墨付きです。

ねじれ腸のことを知って、日本人に特有の便秘の仕組みとつきあい方をみていきましょう。

最近では、新型ウイルス感染症の影響もあり、ストレスから起こる便秘の患者さんも増えています。ストレス性の便秘は、便から水分が抜けて、硬くコロコロ便のようになっているのが特徴です。

便秘は、「体質×生活習慣」で起こります。便秘の原因は１００人１００様で、そのつらさは本人にしかわかりません。

ご自分の便秘の仕組みを知って、それに合わせたつきあい方をすることがなにより大切です。

Contents

Contents

第3章 腸をゆらす、快うんマッサージ

第4章 ねじれを悪化させない食事と生活習慣

Contents

スタッフ
デザイン／鈴木大輔・江﨑輝海（ソウルデザイン）
DTP／ローヤル企画
カバーCG／穂積栄治（ライトスタッフ）
本文イラスト／横井智美
編集協力／池内加寿子
編集／八丹陽子
編集デスク／三宅川修慶（主婦の友社）

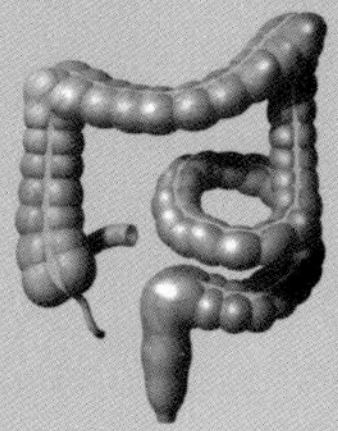

1章

日本人の8割は
ねじれ腸だった！

HEALTH

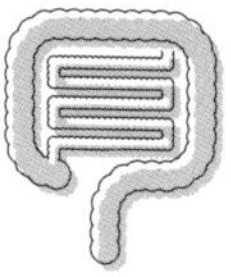

便秘の意外な原因、ねじれ腸

便秘の苦しみは、本人にしかわからない

便秘に困っているみなさん。がんこな便秘を治そうとして、よいと言われることをいろいろ試してみたのではないでしょうか。食物繊維の多い食事にしてみたり、ヨーグルトを食べてみたり、運動をしたり。

それでも、うんともすんとも出てくれない。あるいは、ちょこっとしか出てくれない。たまっている不快感が続く。しかたがないから刺激性の便秘薬を使って無理やり出す。それが習慣になって、薬が手放せなくなってくる。だんだん今までの量では出なくなり、薬の量が増えていく……。

お察しします。じつは私も便秘で悩まされていたひとりなのです。

便秘の原因は、腸の形にあるってほんと？

なにを試しても、なかなか便秘が改善しない。そんなあなたの便秘の大きな原因は、腸の形にあるのかもしれません。腸がねじれている「ねじれ腸」、腸がストンと落ちている「落下腸」かもしれないのです。

腸の形？　そんなこと、考えてみたこともなかった。

そうでしょう。普通は腸の形のことなど考えません。

そこで、問題です。腸には、大きく分けて、小腸と大腸がありますが、大腸ってどんな形をしているのでしょうか？

「生物の教科書に載っているやつですよね。とぐろを巻いている小腸のまわりを取り囲んでいる四角い形の腸でしょう」

これは、半分だけ正解です。確かに、理科の教科書や人体解剖図では、大腸は17ページの図のように四角い形をしています。

解剖図ではそのとおりなのですが、じつは、**大腸の形は、100人100様、ひとりひとりまったく違っている**のです。

大腸内視鏡検査の専門医として長年、大腸の中をのぞいてきた私が言うのだから間違いありません。

大腸内視鏡検査が難しい人とそうでない人がいることは、内視鏡を扱う医師に共通する認識でした。でも、大腸が四角いという固定観念を疑うことはあまりなかったのではないでしょうか。

私は、大腸の中に内視鏡を挿入して検査をするときに、内視鏡を進めにくかったり、引っかかったりすることがあり、大腸の「形（運行の仕方）」が人によっ

大腸は、便をつくり排出する

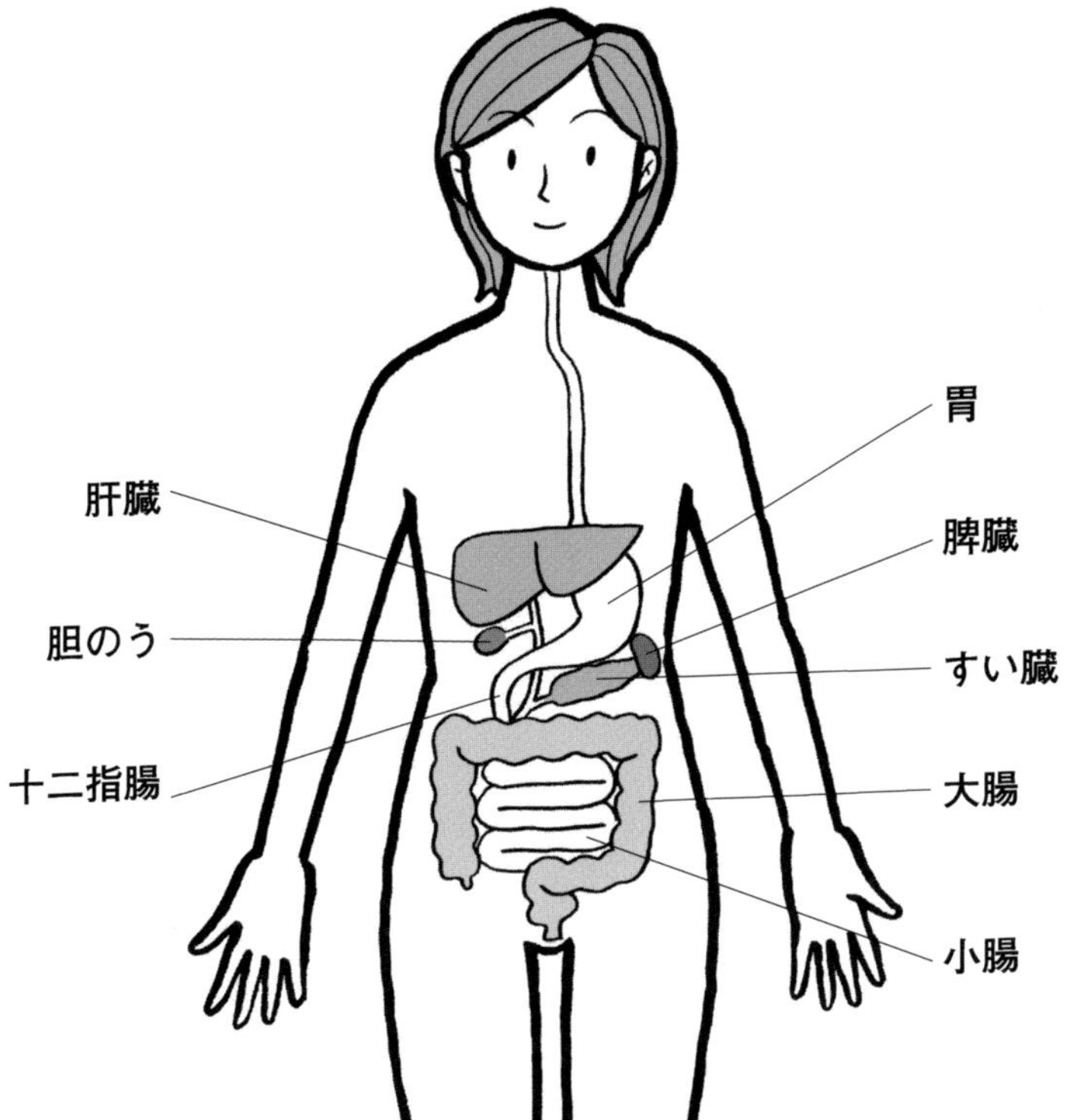

食物は、胃と十二指腸、小腸、大腸の前半で消化吸収され、大腸の後半でさらに水分が吸収されます。残ったカスが便として押し出されます。大腸は、おもに、水分の吸収と便を作り排出する役割を果たしているのです。

て異なるのではないかとしばしば感じていました。

その実感は、大腸内視鏡検査の新しい方法を開発するために、母校の慶應義塾大学解剖学教室に通い、リアルな大腸の形をじっくりと見てきたことで、確信に変わりました。

日本人では人体解剖図どおりの大腸の形をしている人は圧倒的に少ないのです。

日本人では8割が、ねじれ腸か落下腸だった

私の印象では、解剖図のようにきれいな四角い大腸の持ち主は、日本人ではわずか2割程度。なんと8割くらいの人が、腸が複雑にねじれている「ねじれ腸」や、おなかをまっすぐに横切っているはずの「横行結腸」が、U字型にだらんと垂れ下がり、ストンと骨盤の中に落ち込んで折り重なったりしている「落下腸」（医学的には「総腸間膜症」という）だったのです。

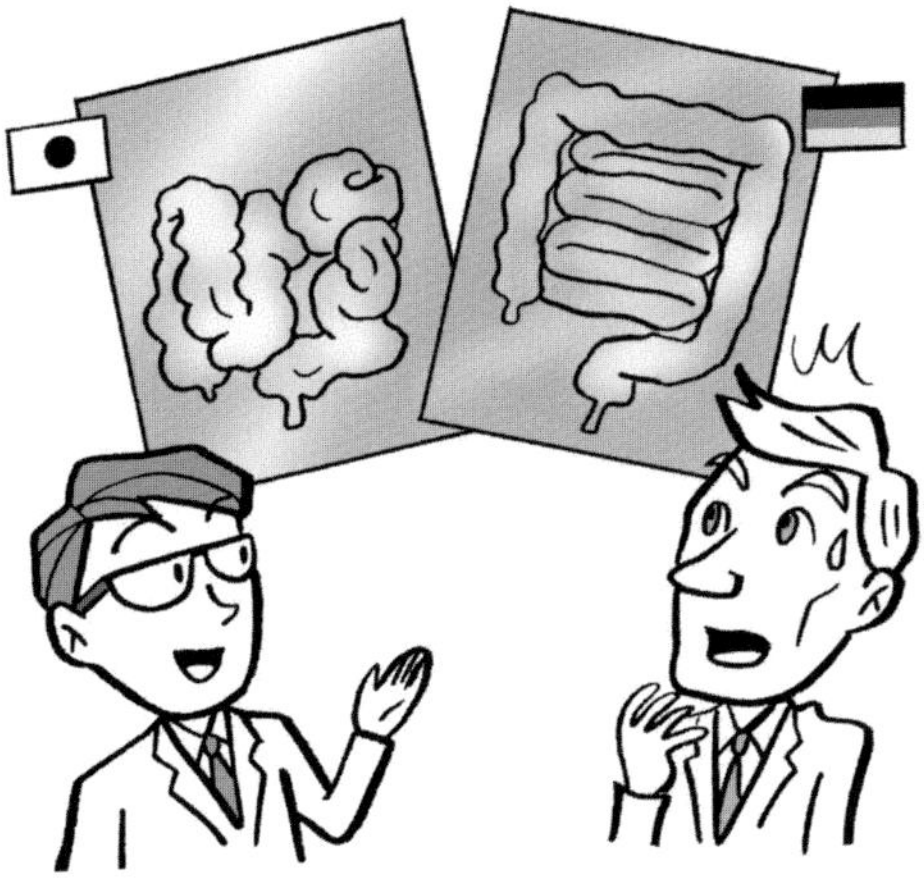

多くの日本人の腸が複雑にねじれていることに、
ドイツ人の教授たちはびっくりしていた。

日本人には、ねじれ腸や落下腸の人が多いのですが、一方、ドイツの大学で１００人以上の大腸内視鏡検査をしたところ、ねじれ腸や落下腸の人はほとんどみられませんでした。ほぼ全員が、人体解剖図のような四角い大腸だったのです。

ここで、ドイツ人と日本人の腸の形は違うのだ！　ということをあらためて確認しました。

まわりのドイツ人の教授たちは「日本人の腸は、この形ではないのか？」と驚いていました。

そこで初めて、人体解剖図に描かれている腸管の形は、欧米人の腸を基準にデザインされたものだった、ということを知ったのです。

日本で私たちが見ている解剖図は、ドイツなどの医学書などがお手本となっていたため、大腸が四角い形だったのですね。全世界共通で腸の形は同じだと思っていたわけです。

消化器科の医師も、腸の形の違いに気づかない

通常の場合、消化器科の医師でも、日本と海外の両方で内視鏡検査をする機会はなかなかありません。ですから、内視鏡を扱う日本の医師の多くは、「欧米人も日本人も、腸の形は解剖図どおりに四角い」という先入観があり、「日本人の大腸はじつは解剖図と違って、複雑にねじれた形をしていることが多い」という事実に気づかずにいたのです。

その後の私の経験では、アジア人は日本人と同じような腸の形が多いようです。

そして、ようやく10年ほど前、私は、今まで見過ごされてきたこのような**ねじれた大腸の形が、がんこな便秘の原因になっている**、ということにはたと気づいたのです。

ねじれ腸で便秘になるのはなぜ？

ねじれ腸や落下腸だと、なぜ便秘になるのでしょうか。

ねじれ腸では、23ページのように、下行結腸やS状結腸がところどころねじれて、まるでソーセージを絞ったように細くなっていたり、ぐるぐるとリング状に丸まっていたりしているため、**便が引っかかってつまりやすくなってしまう**からです。（落下腸は65ページ参照）。


じつは以前から、硬い便が便秘の原因になったり、「糞石イレウス」といって、

正常な腸

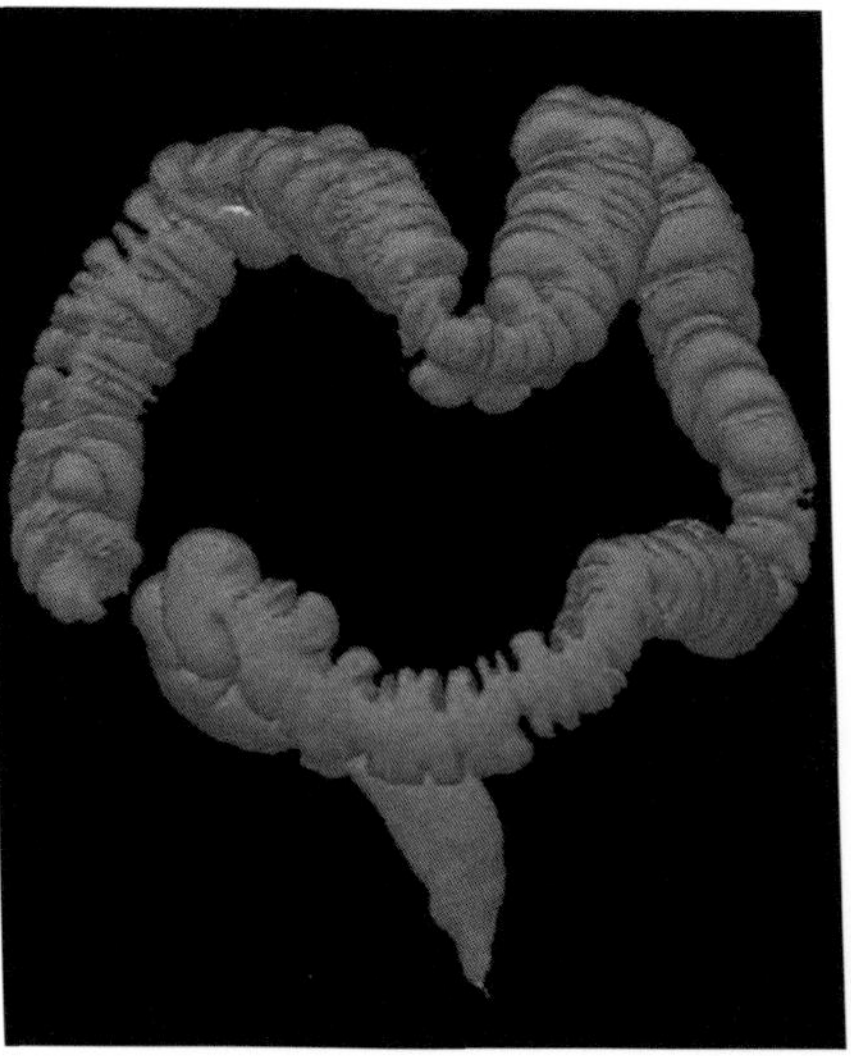

正常な腸のＣＴコロノグラフィー写真。ねじれ腸に比べて腸の長さが短い。大腸が小腸のまわりをぐるりと取り囲んでいる、教科書の形。

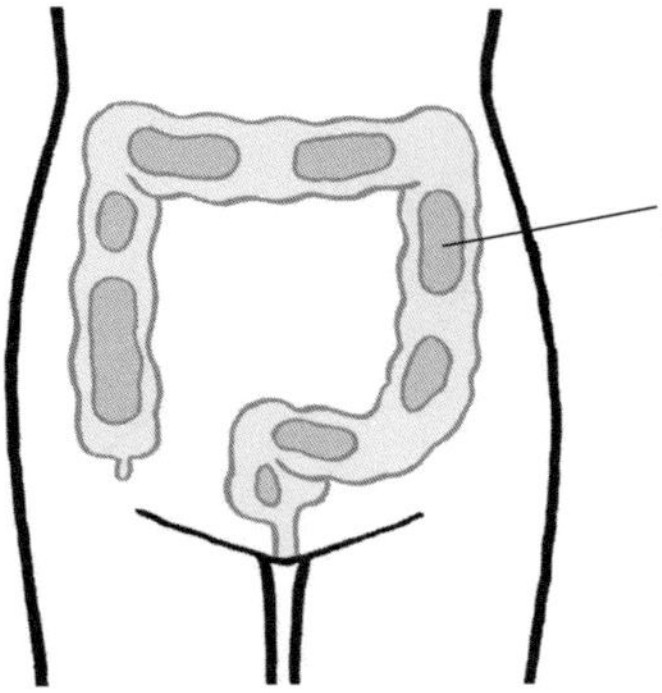

腸のねじれが少ないので、便がスムーズに通過

腸の曲がりやねじれが少ないので、便はとどまることがない。大腸の中をスムーズに通過していく。

ＣＴコロノグラフィーとは、大腸の３Ｄ画像。空気や炭酸ガスによって大腸を拡張させて、ＣＴ装置で撮影する。

ねじれ腸

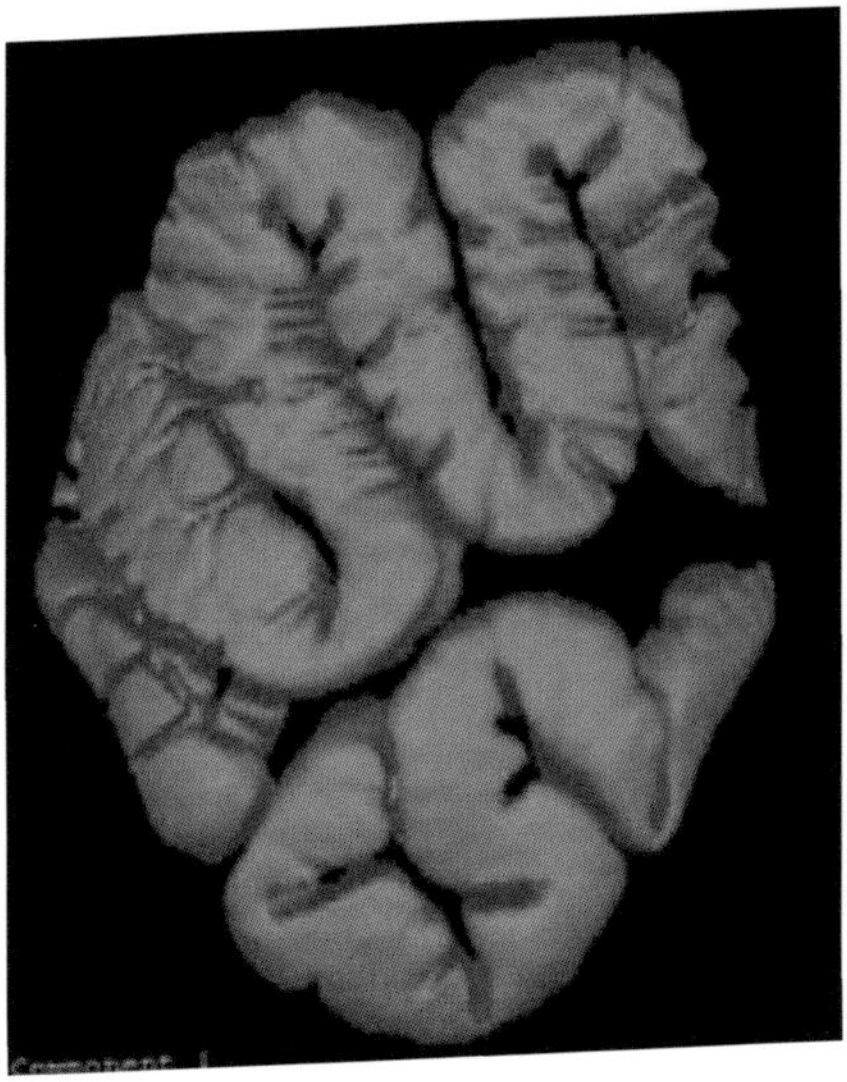

ねじれ腸のＣＴコロノグラフィー写真。正常な腸と比べて曲がりが多い。腸のねじれで腸が分断して見える箇所もある。

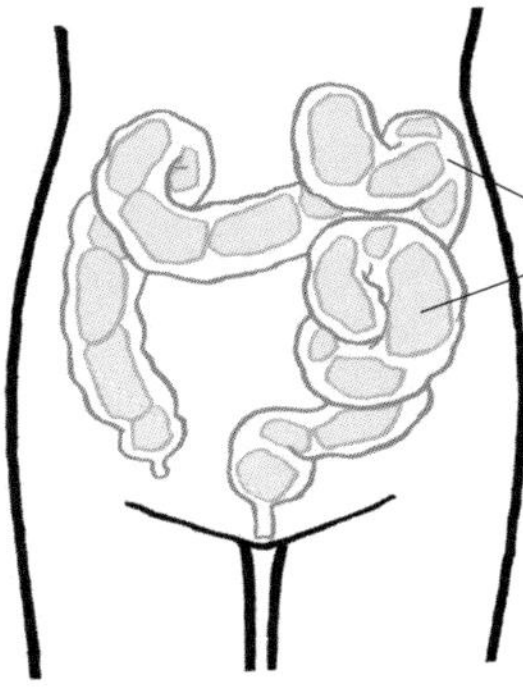

ねじれているため便が滞る

ねじれた部分を硬い便が通過できず、便がたまりやすく、排便のときに腹痛が起きる。

硬い便がつまってしまって、腸閉塞を引き起こしたりすることが知られていました。また、胃腸のバリウム検査後、バリウムを下剤で出しきらないと、腸の途中でつかえて腸閉塞になってしまうこともあります。

普段から便秘気味だったある女性の患者さんは、通常なら便が通過しやすい筒状の横行結腸でバリウムがつまって腸閉塞になってしまいました。レントゲンで腸閉塞が確認できたので、これは横行結腸になんらかの病変（がんや炎症）ができていてバリウムがつまってしまったのだろうと考えて大腸内視鏡検査を行ったのですが、がんや炎症などの異常は見つかりませんでした。

では、なぜ腸閉塞になったのか。横行結腸がねじれていて、そこにバリウムがつまったためだったのです。一時的に内視鏡でねじれを戻したところ、バリウムが通過して、腸閉塞は解消しました。

このケースは「腸がねじれている場合、バリウムや便などが引っかかると通過できなくなり、最悪の場合、腸閉塞になってしまうことがある」という事実を強く印象づける体験でした。

この体験と、日本人にはねじれ腸の人が多いという発見を合わせた結果、がんこな便秘の原因にはねじれた腸も関係している可能性があると気がついたのです。

大腸の前半では、腸がねじれていても便に水分が多く残っている軟便状態なので、便が停滞することはあまりありません。**便秘につながるのは、大腸の後半部分がねじれている場合です。便の水分が吸収されて硬くなっているため、便が引っかかりやすくなるのです。**

大腸の後半で硬い便が、複雑にねじれたところで引っかかると、その手前で便がどんどんつまってしまい、便秘につながる。さらに、食物が入ってきても、通過できないため、水分だけが吸収されてますます便が硬くなり、さらに便秘がひどくなる。この推論は、その後、多くの便秘の患者さんを診ていくうちに、確かな事実であるとわかってきました。

コラム

大腸内視鏡検査って、どんな検査？

大腸内視鏡は、カメラがついている直径1㎝程度の細長い管で、肛門から大腸内に挿入して、内部の様子を観察します。

肛門から直腸→S状結腸→おなかの左側にある下行結腸→左右を横切る横行結腸→おなかの右側にある上行結腸へと、まずは奥までグルリと進めていきます。そして、小腸と大腸のつなぎ目に到達したところで、検査を始めます。もと来た道を帰っていくわけですが、このときに内視鏡をゆっくりと戻していきながら、内部にポリープやがん、憩室などの異変がないか、直腸までくまなく観察していきます。

大腸内視鏡検査にかかる時間は、早く進むときには、いちばん奥の回腸に達するまで2~3分程度しかかかりませんが、途中で大腸がねじれていたり、骨盤の中に落ち込んでいたりしている大腸では、狭まった部分やヘアピンカーブで内視鏡が引っかかって進めにくく、奥まで到達するだけで30分以上かかることも少なくありません。

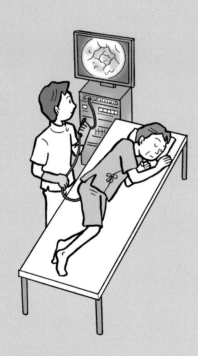

大腸内視鏡検査

検査台に横になり、肛門から内視鏡を挿入する。内視鏡で撮影した大腸の映像がモニターに映し出される。

HEALTH

あなたはねじれ腸？落下腸？セルフチェック

では、どのような症状があったらねじれ腸、あるいは落下腸なのでしょうか。

ねじれ腸、落下腸で便秘になっている場合は、腸の形が原因で便がつかえたり、出にくくなったりします。食事の内容や薬の服用、ストレス、また、腸の活動の衰えや便を押し出す筋力の低下などはおもな原因ではないと考えられるため、それらの症状を除外すると、ねじれ腸や落下腸では、他の便秘とは異なる特徴や独特の症状が絞られてきます。

次のページから、６つの質問をセルフチェックしてみましょう。

A

①子どものころから便秘だった

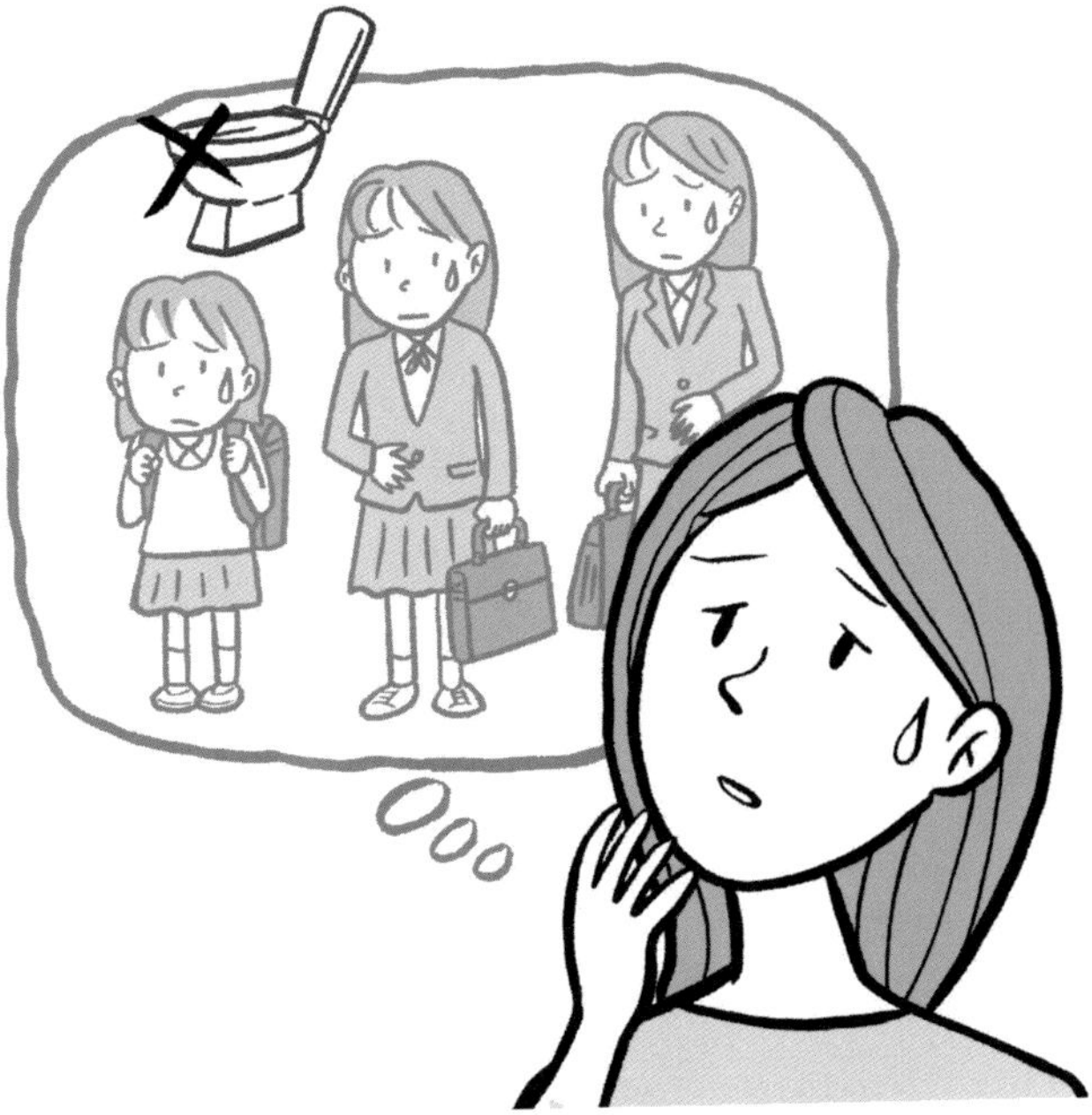

□ YES　□ NO

A

②腹痛を伴う便秘になったことがある

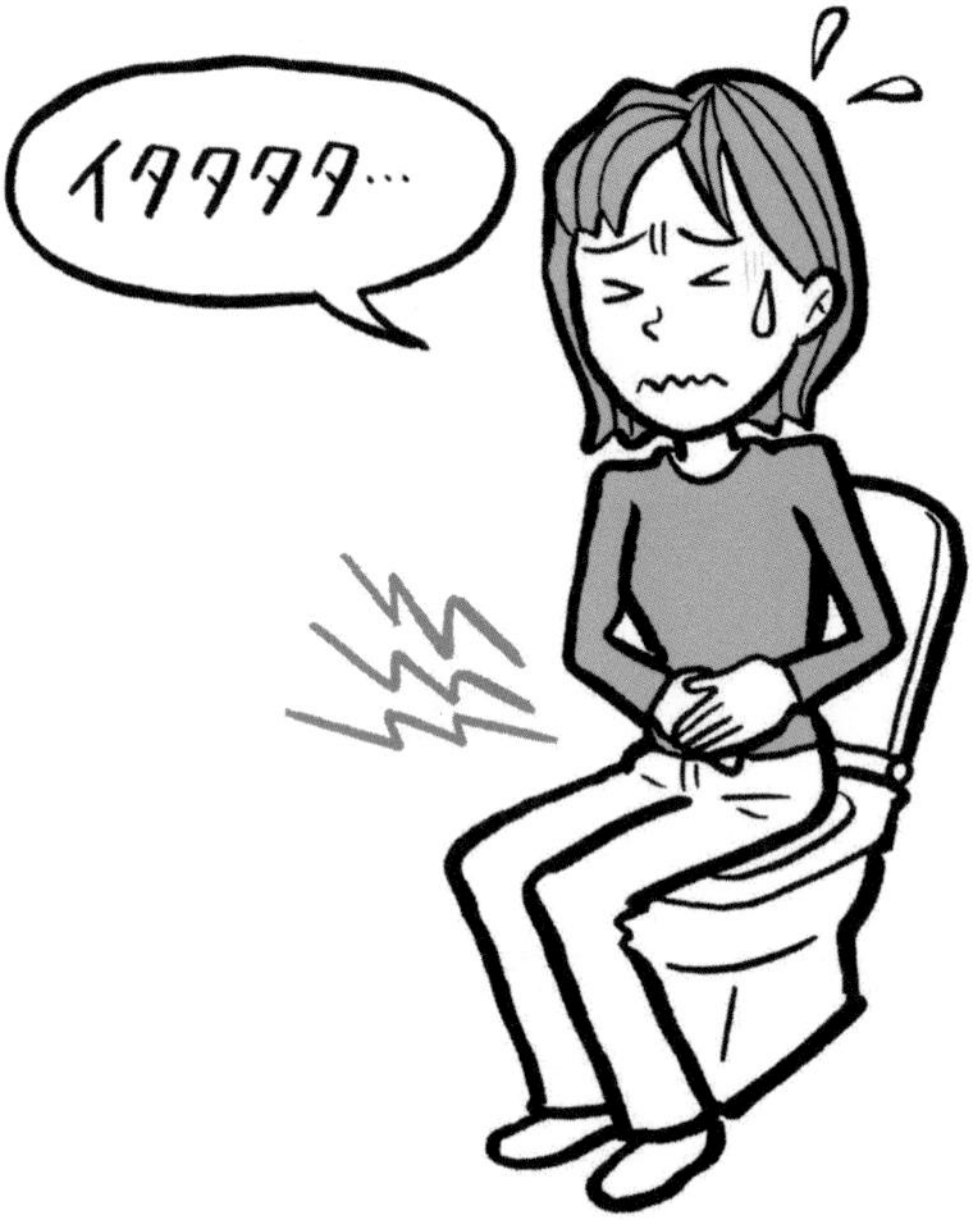

□ YES　　□ NO

A

③便秘の後、
下痢や軟便になったことがある

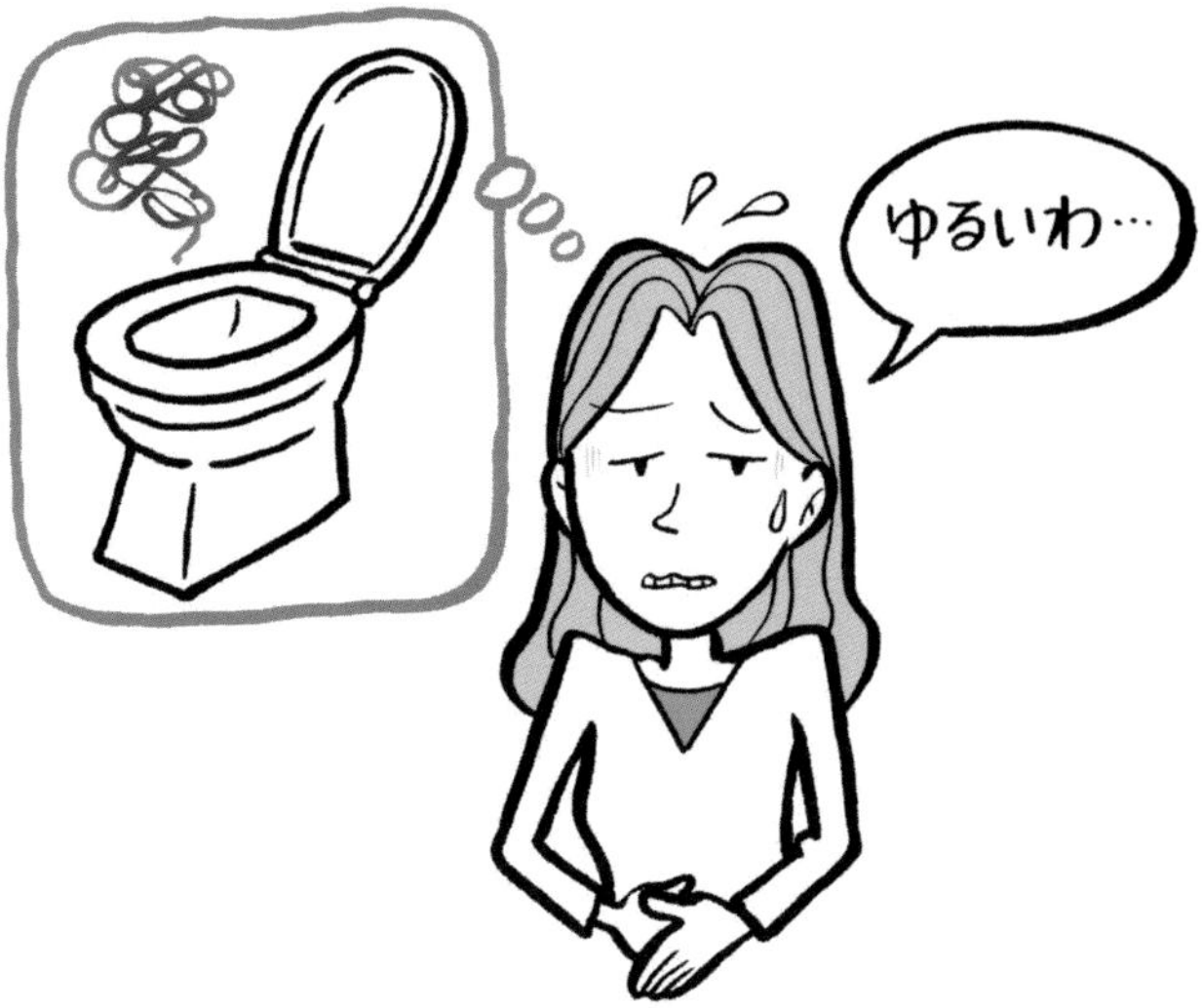

□YES　□NO

A

④運動量が減った途端、便秘になったことがある

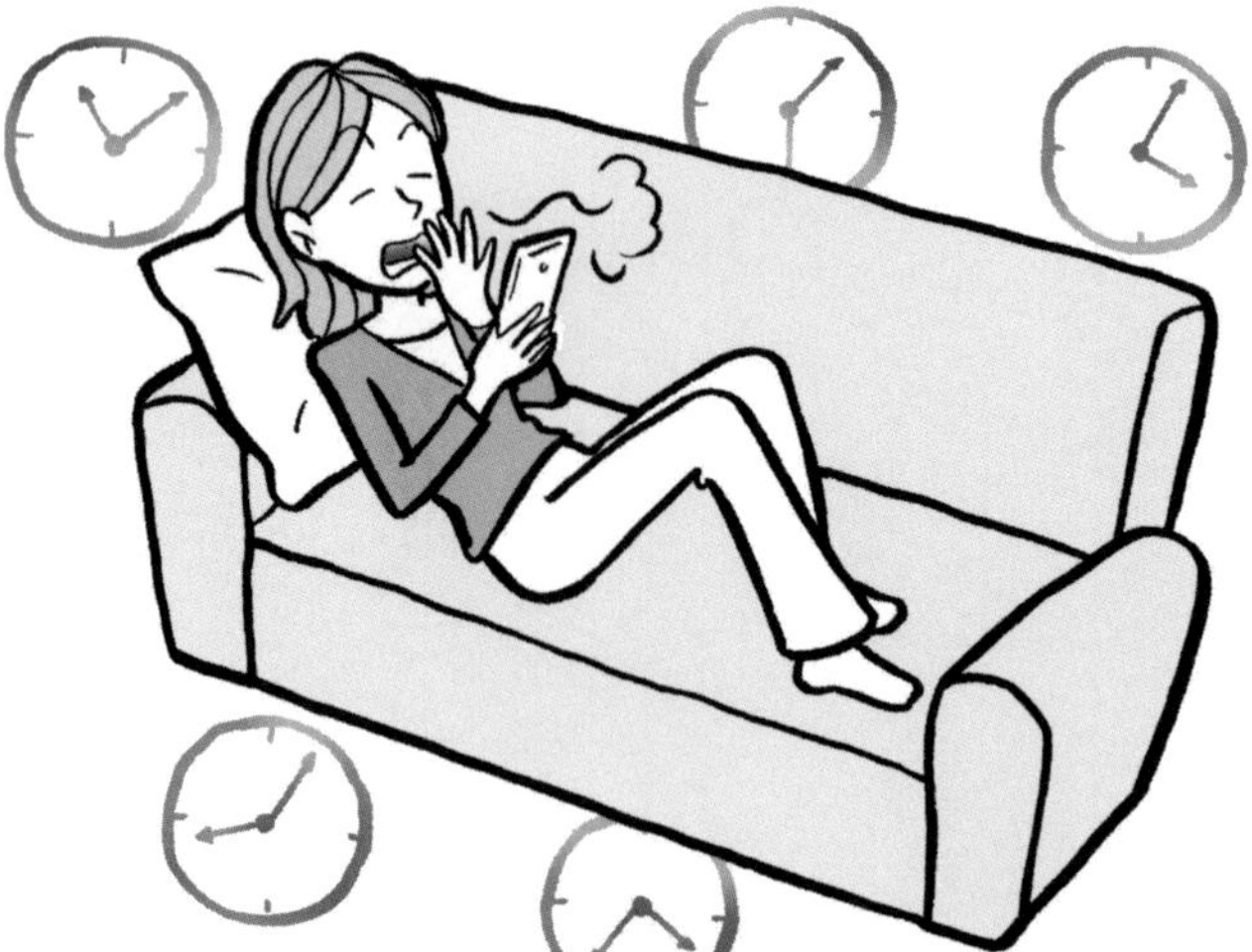

□ YES　□ NO

B

⑤運動しても便秘が改善しない

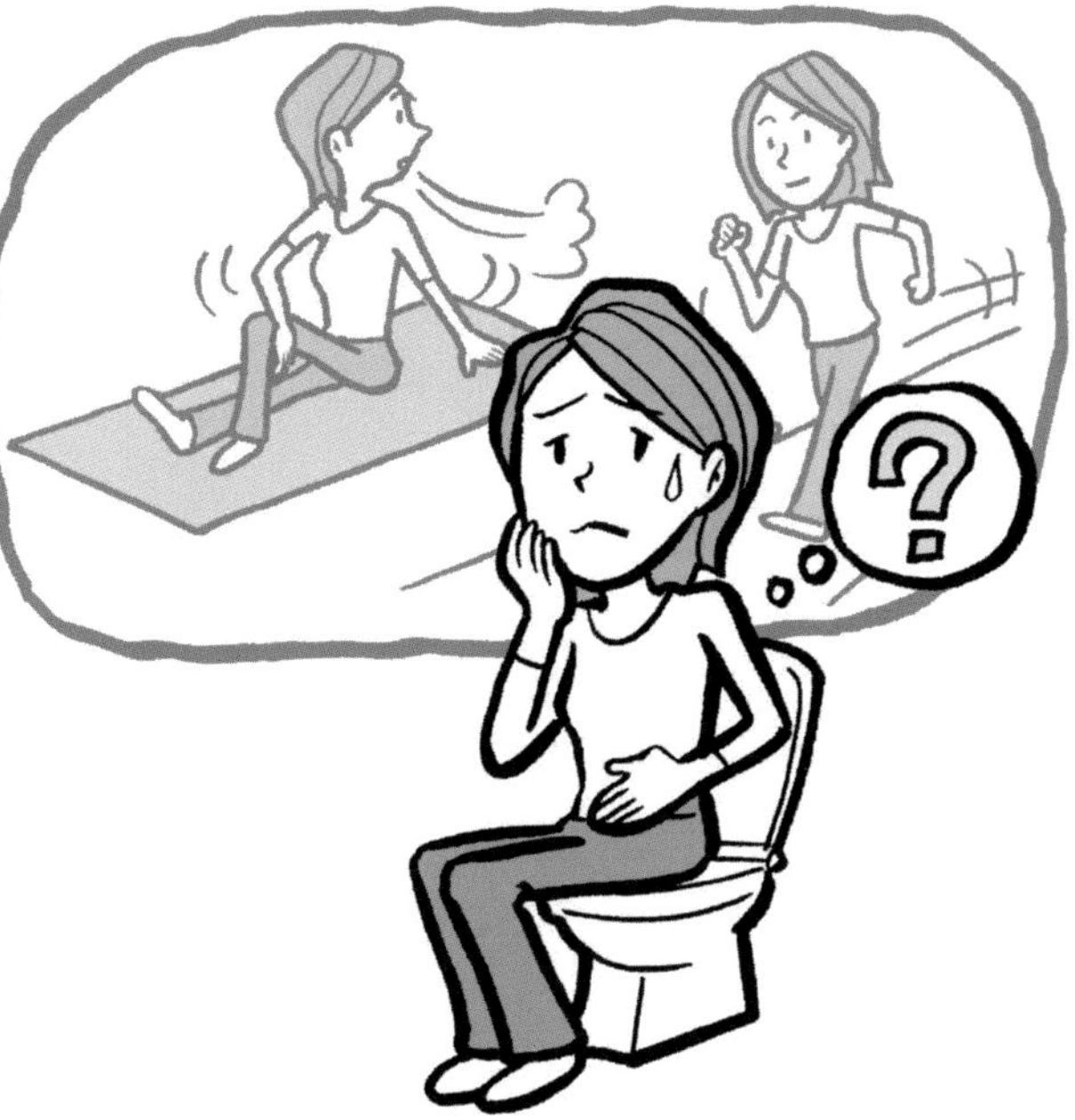

□ YES　□ NO

B

⑥立ちあがると、あおむけのときと比べて下腹がポッコリ出る

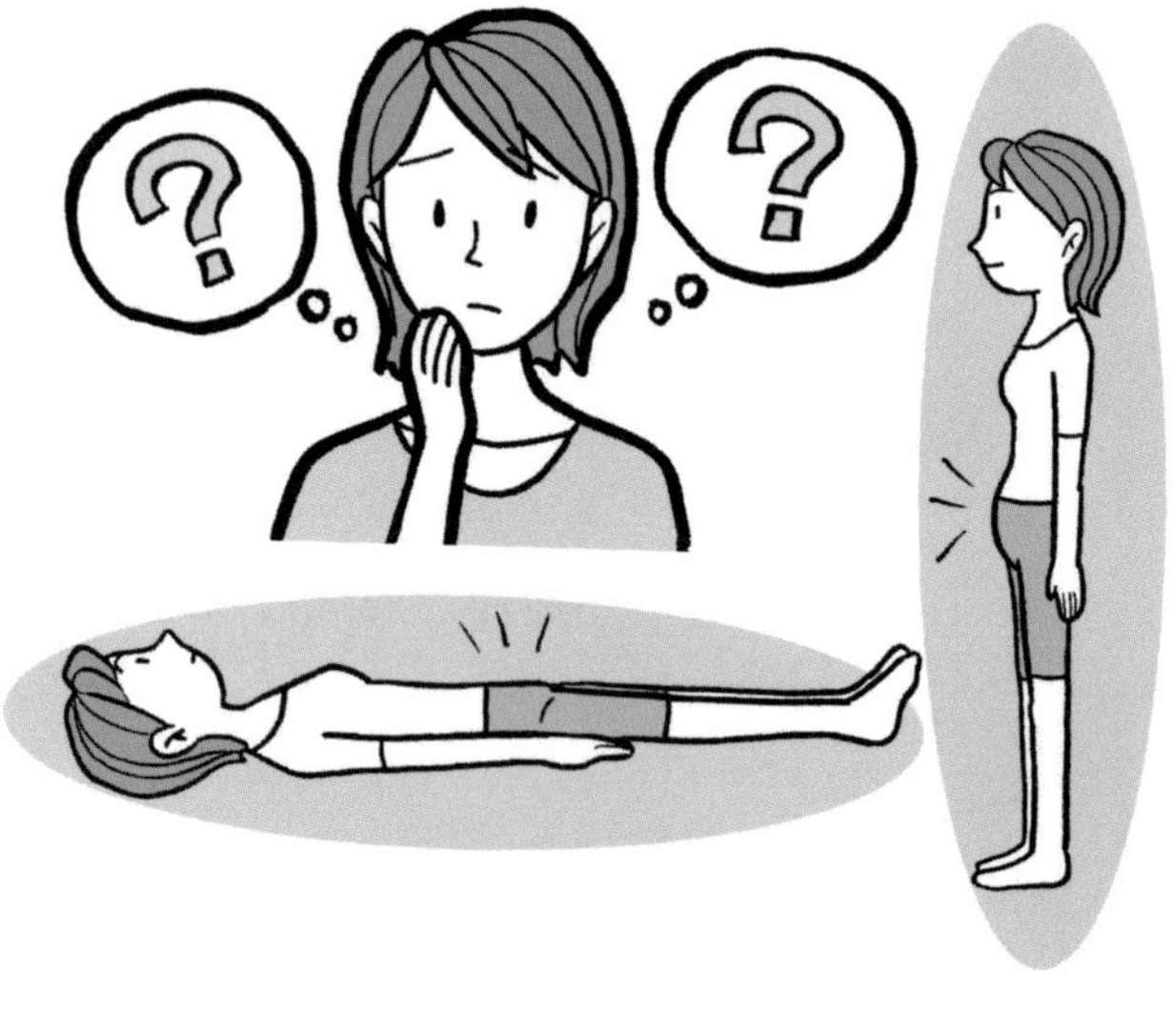

□ YES　□ NO

いかがですか。ＹＥＳとＮＯの数をチェックしてみましょう。

Ａ（①〜④）のＹＥＳが２つ以上

↓**ねじれ腸**の可能性大です。

Ａのねじれ腸の基準を満たし、

Ｂ（⑤⑥）のＹＥＳが１つ以上

↓**落下腸**の可能性大です。

ひとつひとつ解説していきましょう。

①子どものころから便秘

腸の形は生まれつき決まっています。ねじれ腸や落下腸は、成長しても変わりません。子どものころから便秘の人は、腸の形が影響している可能性が大きいのです。

②腹痛を伴う便秘

腸のねじれた部分やヘアピンカーブの部分で便がつかえると腸の内圧が上がり、おなかが痛くなります。いつも同じ場所が痛むのも特徴で、そこがねじれ部分です。

③便秘の後、下痢や軟便に

腸のねじれ部分や落下部分で便がつまると、防御反応で腸が水分をたくさん出すため、便が軟らかくなり、下痢や軟便になるのです。

④運動量が減った途端、便秘に

腸がねじれていても、運動をして腸をゆらしているために便秘にならない人も多いものです。運動をやめた途端に便秘になったら、ねじれ腸の可能性が高いでしょう。

⑤運動しても便秘が改善しない

落下腸の人は、多少運動をしても便秘が改善するのは難しいのです。よく運動をしているのに便秘が続く場合は、落下腸の可能性があります。

⑥立ちあがると下腹ポッコリ

あおむけに寝た状態ではおなかが平らでも、立ちあがったときに下腹がポッコリ出る現象は、落下腸の特徴です。重力で腸が落ちているのです。

HEALTH

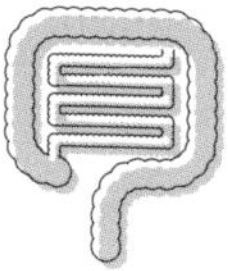

ねじれ腸だと、どうなる？

ねじれる場所はだいたい決まっている

大腸のねじれが問題になる部分はおおむね決まっているといえるでしょう。①**横行結腸から下行結腸に移行する曲がり角**、そして、②**下行結腸**、さらに、③**S状結腸**の3ポイントは便が引っかかりやすい場所で、このうちの1カ所、または複数の箇所にねじれがある人が多くみられます。

便秘のときに、おなかの左上、肋骨の真下あたりが痛い人は、横行結腸から下行結腸への曲がり角がねじれている可能性が高いといえます。曲がり角に便がつ

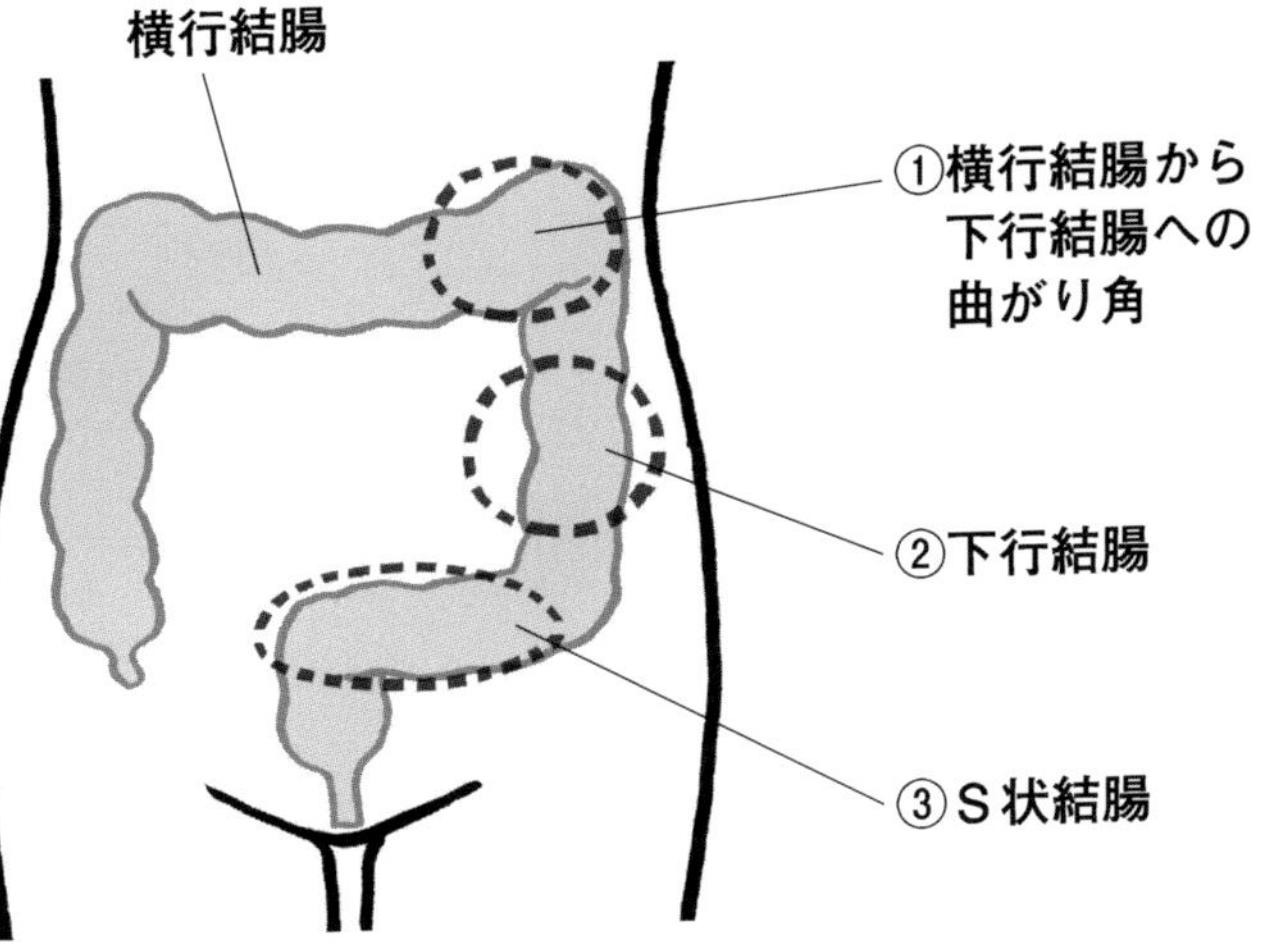

ねじれやすいポイントは決まっている。

まってしまうと、腸が張って内圧が上がり、痛みを感じるのです。

ねじれがあると、大量の便がたまり排出できない

通常、ねじれのない大腸の中では、便は、まっすぐに伸びた太いホースの中を通るように途中でつかえることなく、スムーズに進んでいきます。その場合に、大腸を通過する時間は、15時間から20時間程度です。

腸がねじれると、便はどうなるのでしょうか。

ねじれたところは、ソーセージや風船をねじった部分のように絞られるため、**流れてきた便の行く先に腸の壁が立ちふさがり、その先に進めなくなります**。さらに、後から来た便がどんどんたまっていってしまうのです。

ねじれた部分から便が進めないと、どうなるのでしょうか。

ねじれた部分の手前に便がどんどんたまっていきます。長いことたまると、その間に**水分が吸収されて、石のように硬い便になり、ますます排出が難しくなっていきます**。

便がそんなにたまるとは信じがたいかもしれませんが、私も運動不足で便秘になり、それを解消したときに、便器がいっぱいになるほどの排便があり、体重が2kgも減りました。患者さんの中には4kgもの排便があった人もいます。

また、これだけの重さの便をため込んだ腸は、**伸びてしまうことがあり、そうなるとますます便がたまりやすくなり、便秘が悪化していきます**。

正常

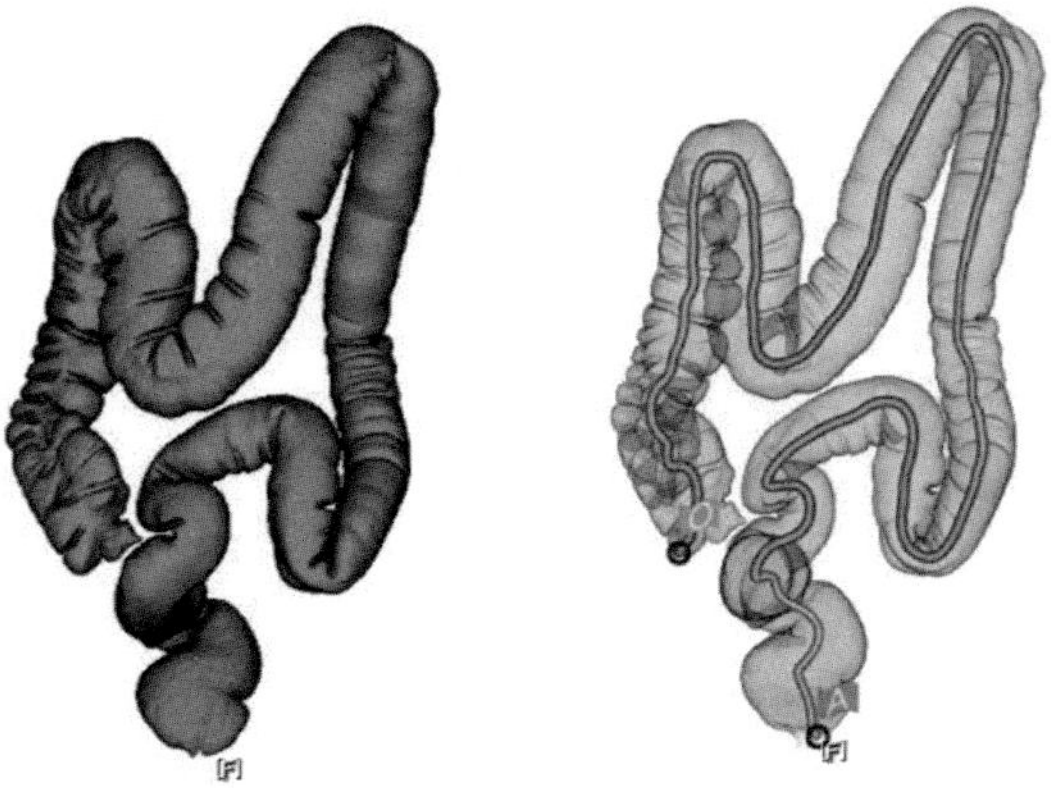

ねじれ腸

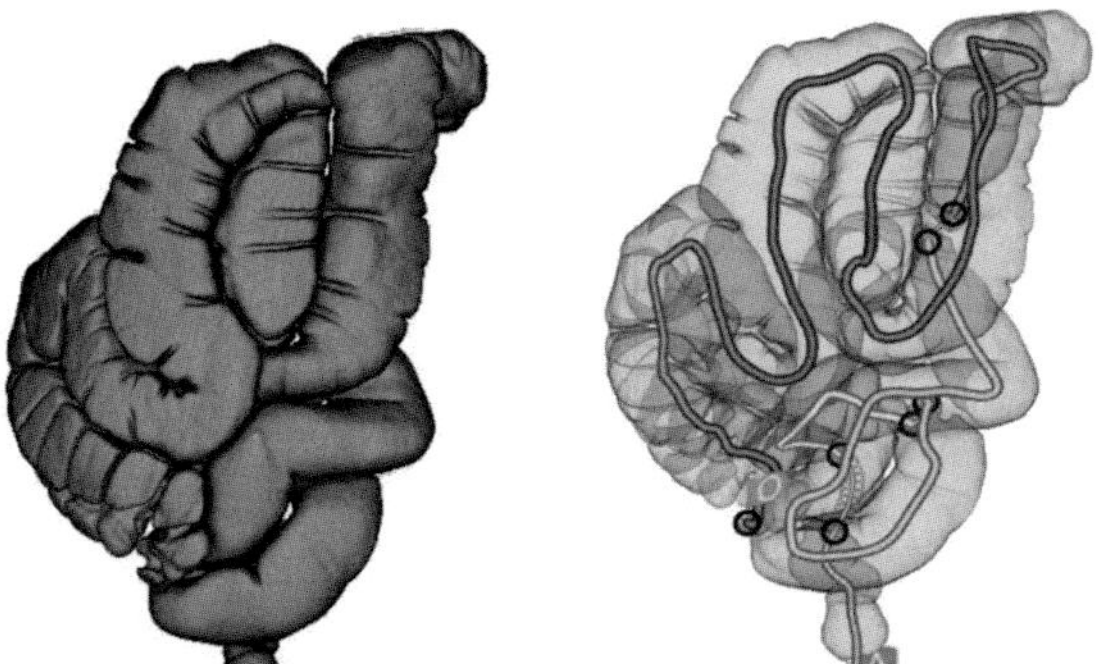

CTコロノグラフィーの画像

HEALTH

ねじれ腸の便秘の特徴は？

排便前に腹痛がある

便秘とひとことで言っても、その原因はじつにさまざまな種類があります。ねじれ腸の場合、他の原因で便秘になる場合とは違う症状や特徴がみられます。ねじれ腸や落下腸が原因で便秘になると、**排便前（便がたまったとき）に腹痛があります**。これは、他の原因による便秘と大きく異なるポイントです。

ねじれ腸、落下腸では、腸そのものは活発に動いているため、ねじれた部分でつかえて腸の内圧が上がり、おなかが張って痛むのです。

痛む場所がいつも同じだという場合は、その部分で大腸がねじれたり落下した

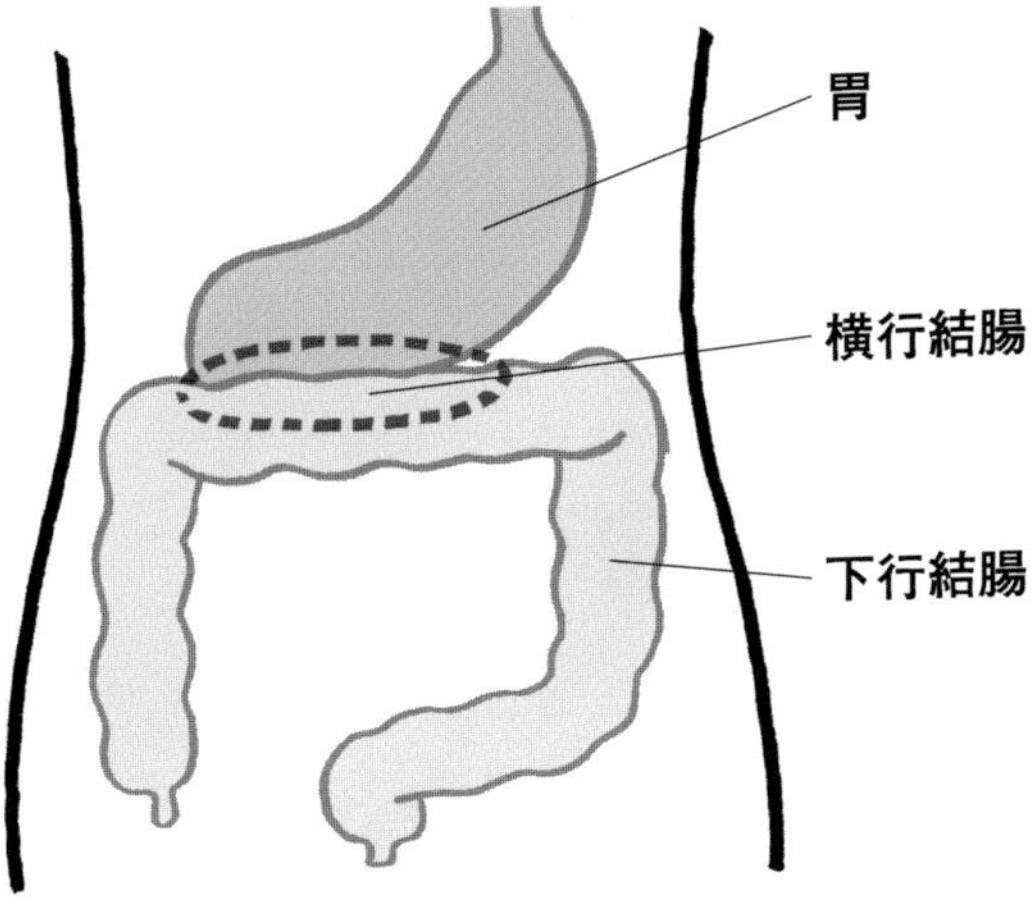

胃と横行結腸はほぼ同じ位置にあり近接している。胃の痛みと間違える人も。

りして、その手前に便がたまっていることが多いと考えられます。

腸がねじれてよく痛む場所のひとつが、横行結腸と下行結腸の曲がり角です。この部分は左の肋骨の直下にあり、胃に近接しています。そこで、腸の症状を胃の症状だと間違ってしまう人が少なくありません。ねじれ腸のために便がつまって、おなかが張って、腸の痛みが生じているのですが、**胃痛だと思い込んでいる人が多いのです。**（※胃の症状がある方は、潰瘍やがんの可能性があるので、念のため胃カメラ検査を行ってください）。

胃の検査をしても異常がなく、胃薬を飲み続けたものの痛みがなくならないため、腸の検査をしたら、ねじれ腸だったと判明する人もいます。

一方、大腸の働きが悪くなって便秘になった場合は、便秘薬を使ったとしても腹痛が起こることはまずありません。

運動すると便が出やすくなる

ねじれ腸では、便がねじれた場所に引っかかり、つまっているわけですから、運動して腸がゆらされると、便秘が改善しやすくなります。反対に、運動をしないとすぐに便秘につながるのも、ねじれ腸の便秘の特徴です。

両親やきょうだいも便秘になりがち

親がねじれ腸だと、子どももねじれていることが多いものです。後述するよう

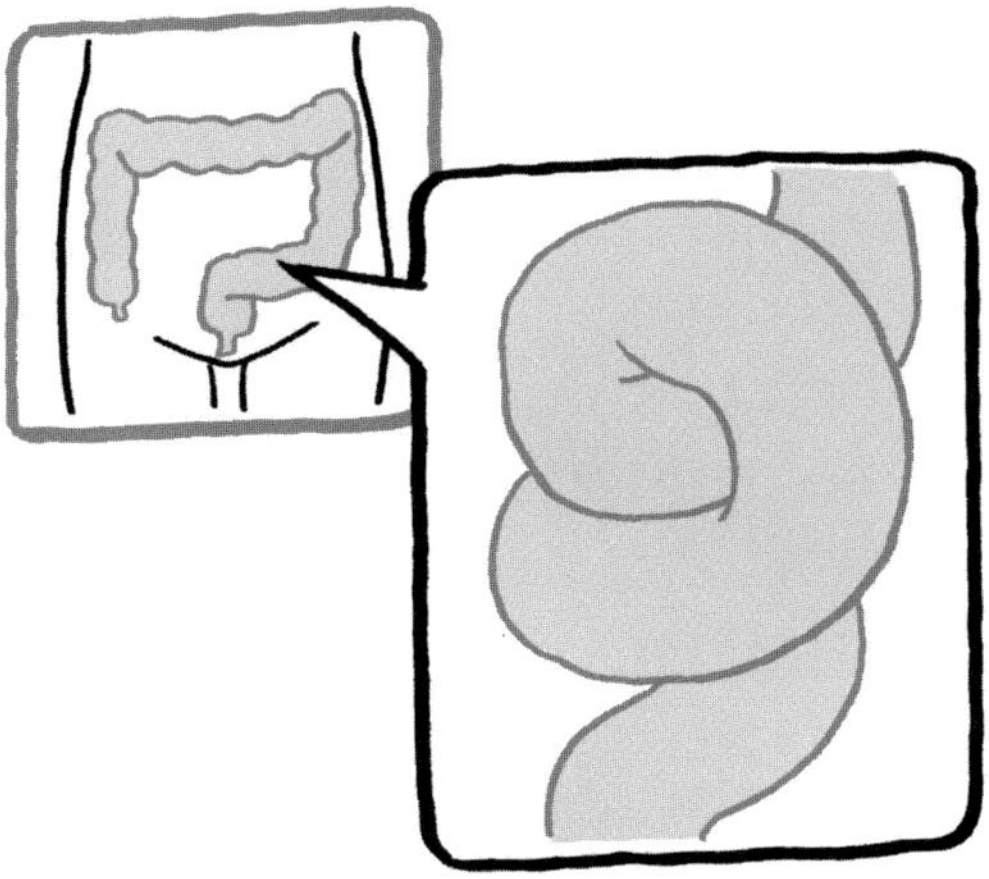

ソーセージのようにねじれた部分で、便が停滞する。

に、腸の形は、親から子へと遺伝することが多いと考えられます。

そのため、両親やきょうだいも便秘症だったり、排便前におなかが痛むと言っていたりする場合は、ねじれ腸も共通しているかもしれません。

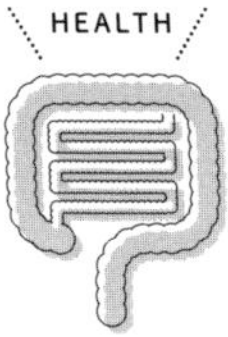

便秘を放置すると、どうなる？

便がたまりすぎると、さまざまな不調につながる

便秘の人のほうが寿命が短くなることが報告されています。

便秘になると、便が大腸でつかえてしまうために、消化物が小腸を通過する時間がより長くかかります。

たまった便を出すために下剤を飲むと、翌朝には大腸に薬が届いて排便がありますが、がんこな便秘の人は、下剤が大腸になかなか到達せず、2日目あたりにようやく排便となります。その間に、普通なら便となるはずの不要成分や有害物質まで吸収してしまうことになります。

便がたまりすぎることでおなかの張りや腹痛、食欲不振、肌のトラブルなど、さまざまな不調につながります。

●食欲不振

口からお尻まで一本道です。出さなくてはいけない便を十分に排せつできないと、胃のつかえや胸やけ、吐き気の原因となり、食欲も落ちてしまいます。

●おなかの張り、痛み

便秘になると、排出されない便やガスが大腸に貯留するため、おなかが張り、膨満感や痛みを覚えます。たまった便やガスのせいで、実際に下腹部がポコンと出っ張って、普段はいているズボンやスカートがはけなくなることもあります。ひどくなると頭痛や腰痛につながることもあります。

●ストレス

便秘が続くと、「まだ○日も出ていない」などと、四六時中便秘のことを考えて、不安になったり、気分がふさいだりしがちです。

おなかの苦しさや痛みによる肉体的なストレスも加わります。ストレスの連鎖で、さらなる便秘を引き起こし、便秘が悪化することもあります。

●肌のトラブル

大腸に便が長時間とどまり、不要物が吸収されると、他の部位にも影響が出てきます。

排せつされるべき有害物質が血流にのって肌細胞に運ばれると、にきびや肌荒れの原因になります。

便秘のときは、自律神経の働きが低下していることも多く、正常な新陳代謝が行われていないために肌のトラブルにつながるとも考えられます。

●痔、脱肛

便秘の間、なかなか出てこない便を出すために力むことも多いと思います。硬くて出にくいこともありますが、長いこと踏ん張っても出ない場合には、肛門近くに便が下りていないこともあります。力むと、肛門に負担がかかり、切れたり炎症が起きたりして、痔を発症しやすくなります。

痔になると、排便時の痛みを避けたいという心理からいきむことがこわくなり、ますます排便が困難になり、さらに便秘が悪化するという悪循環。痔もひどくなり、負の連鎖になっていきます。

●腸閉塞

最悪の場合は、腸閉塞を起こしてしまうこともあります。食物は停滞し、胃液やすい液が出てくるので、胃も腸も膨満し、のたうちまわるほどのひどい胃痛や腹痛が起こります。

腸のねじれが原因の場合、一時的に便が引っかかっただけならよいのですが、腸の通り道が完全にふさがる腸閉塞になってしまったときには一刻も早く内科や消化器科、救急外来などへの受診が必要です。水分も食物も摂取しない絶飲食が基本です。

鼻から管を入れて腸の内圧を弱めるなど、保存的治療で改善することもありますが、腸が何重にも絞られたようにからみあう「絞扼性《こうやくせい》腸閉塞」の場合は、そのままでは腸が壊死してしまうこともあり手術が必要なことがあります。

S状結腸にねじれがあり、便秘を繰り返している人はとくに注意が必要です（S状結腸軸捻転症）。また、腹部の開腹手術をした後などは、腸の癒着が起こり、腸閉塞を繰り返すことがしばしばあります。

●偽大腸メラノーシス

刺激性の下剤（センナ、ダイオウなど）は、大腸粘膜に負担をかけます。

週に1～2回の使用で排便できていればよいのですが、長期間、毎日のように服用して下剤が腸に残ると、大腸粘膜を刺激し続けることになります。すると、死滅した大腸粘膜の細胞をそのまわりの細胞が食べ、粘膜に色素が沈着して真っ黒なまだら模様になる「偽大腸メラノーシス」が起こります。

粘膜のダメージなので、下剤を毎日飲まないようにすれば数年で回復します。大腸の働きが落ちてしまっていることも多いです。

●大腸ポリープ、大腸がん

便秘が続くと大腸がんになりやすい、ということはありません。

ただし、もともと大腸ポリープや大腸がんになりやすい体質の人が、常習の便秘である場合は、発症が早くなる可能性があります。とくに、週に2回以上の下剤を使っている人は、大腸がんの発症率が約3倍になるという報告もあります。

HEALTH

ねじれ腸は、生まれつき

大腸の形も遺伝する

大腸がねじれているねじれ腸は、何かのはずみにそうなってしまったわけではありません。じつは、ねじれ腸は、生まれながらにしてねじれているのです。

腸の形が決まるのは、まだ生まれる前、胎児のときです。

母体の中で、胎児の消化管は、1本の管から発達していきます。管が胃や小腸、大腸になり、消化器ができあがります。腸は胎児のへそからやや体の外に出ていて、ある程度発達してから、胎児のおなかの中に戻り、とぐろを巻いた腸の一部が背中に固定されて形が決まります。

腸の形が決まるのは、妊娠12週という早い時期。胎児の大きさはまだ5～8㎝の手のひらにのるくらいのサイズです。腸の位置が決まると、消化器官が機能し始めます。

このときに、あばら骨あたりを横切る横行結腸の両端が背中にピタッと固定されると、解剖図のような四角い腸になります。ところが固定が甘かったり、なぜか固定されなかったりすると、腸が自由な方向に伸びていき、ねじれたり落下したりしてしまうというわけ。

大腸の形も顔かたちと同じように、遺伝すると考えられますが、背中に固定されるかどうかに遺伝が関わっているようです。

がんこな便秘で悩む親子やきょうだいの大腸を検査すると、同じ場所が同じようにねじれていることにしばしば遭遇します。

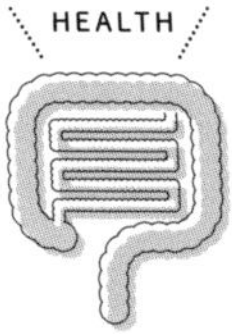

女性は、ねじれ腸の人が多い

女性の便秘はホルモンの関係も

日本人の5人にひとり、とくに女性では、半分以上が便秘に悩まされているといわれています。

男性より女性に便秘が多いのは、**女性ホルモンなどの関係**（150・152ページ参照）もあるようですが、もうひとつ、**骨盤の形の違いにより、ねじれ腸や落下腸になりやすい**という印象を持っています。

男性は、骨盤の形が縦長のハート形です。

一方、女性は出産に備えて、胎児や羊水の入った子宮を支えるために、骨盤が男性よりも広く、横長の楕円形になっています。

また、骨盤の開口部も、男性が狭いのに対して、女性は、赤ちゃんが通りやすいように丸く大きく開いています。

このような骨盤の形によって、大腸の形が不安定になり、腸がねじれやすいと推測できます。また大腸が固定されずに垂れ下がると、骨盤の底までグニャリと落下しやすい、とも考えられます。

実際に検査で内視鏡を肛門から挿入した途端、ヘアピンカーブになっていたり、ねじれていて内視鏡がまったく進まなくなってしまったり、というケースは、圧倒的に女性に多いのです。

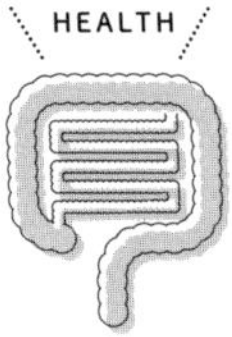

ねじれ腸＝便秘、とはかぎらない

ねじれ腸でも快適に過ごしている人も

前述のように日本人の８割程度がねじれ腸とみられますが、ねじれ腸だからといって必ず便秘になるとはかぎりません。

ねじれ腸でも、滞りなく便通があり、快適に過ごしている人も少なくありません。

そういう人は、ゴルフやテニス、ダンス、ラジオ体操など、上半身をひねる運動を続けていて、無意識のうちに腸をゆらしているため、ねじれた腸がゆるんで快便になっているようです。

けれどもそういう人でも、運動をしているときは快便だったのに、運動をやめた途端に便秘になった、という人が多いのです。

ねじれ腸だったとしても、腸を適度にゆらす運動をしていれば、便秘にならずにすむといえるでしょう。

HEALTH

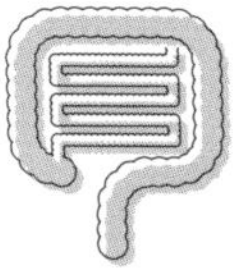

腸をゆらす、快うんマッサージ

こんな簡単な方法で、便が通るなんて！

ねじれ腸は生まれつきであり、治療で治すことはできません。

とはいえ、前項で触れたように、ねじれ腸であっても、生活習慣を整え、上半身をひねる運動をして腸をゆらすと、ねじれたところが一時的にゆるみ、便がスムーズに通過して、快便になることがわかってきました。

では、運動以外に、ねじれをゆるめる方法はないのでしょうか。くわしくは第3章でご紹介しますが、腸をゆらすことができる適切な快うんマッサージをすることです。

このマッサージを開発するきっかけとなったのが、内視鏡検査のときの体験でした。

内視鏡を挿入しても、腸が急にヘアピンカーブを描いたり、ねじれて細くなっていたりして、それ以上進めないことがあります。そんなとき、患者さん自身に自分のおなかを圧迫してもらったところ、腸のねじれが一時的に改善して、内視鏡をスムーズに入れられるようになったのです。

ねじれ腸による便秘にこの方法を応用すれば改善するのではないか？　とひらめき、快うんマッサージを考案するに至ったのです。


このマッサージでは、おなかをトントンと軽くたたいたり、上半身をねじったりするといった方法で腸をゆらすのがポイントです。

こんな簡単な方法で、腸がねじれて細くなっていたところがゆるんで、便の通りがよくなるのですから、我ながら意を強くしました。

深刻な便秘に悩む患者さんに、この方法をすすめたら、

「今までさまざまな方法を試してみてもよくならなかった便秘が、このマッサージのおかげで改善しました！」

という報告があちこちから届くようになったのです。


じつは、私自身も運動不足でひどい便秘になったときに、このマッサージをとり入れてみたら、さっそく便意を感じ、トイレが埋まるほど大量の便が排出できたのです。それ以来、私もこのセルフマッサージでしばしば便秘を解消しています。

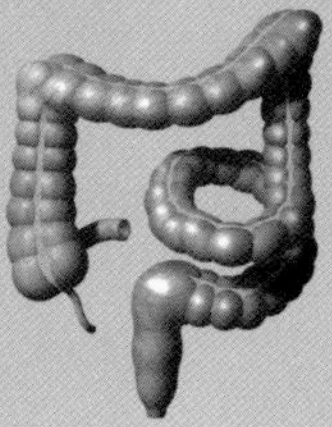

2章

下腹ポッコリは落下腸かもしれない

HEALTH

腸が落ちている、落下腸

大腸全体が骨盤の底に落ち込んで折り重なる

ねじれ腸と同様に便秘の原因になる腸の形が、落下腸です。

解剖図どおりなら、横行結腸は、あばら骨あたりでおなかを横一文字に横切っているはずですが、それが本来あるべき位置からずれて大腸全体が骨盤内に落ち込んでしまい、複雑に折り重なっています。この**U字部分に便がたまるため、ますます便が通過しにくくなってしまいます**。

このような大腸の形が、便の通過を妨げて滞らせる一因であったことに、これまではだれも気づいていなかったのです。

腸の形によって起こる便秘のことを、私は「腸管形態異常型」の便秘と呼んでいます。

落下腸は生まれつき

落下腸も、ねじれ腸と同様に生まれつきの形なので、治療で治すことはできません。

解剖図どおりのまっすぐな横行結腸の人は、横行結腸の両端が、背中側にピタッと固定されています。ところが、胎児のときに、横行結腸の両端が背中側にくっつかなかったり、くっつき方が弱かったりすると腸が不安定になり、おなかの中でだらんと下垂して落下腸になってしまうというわけです。

正常な腸

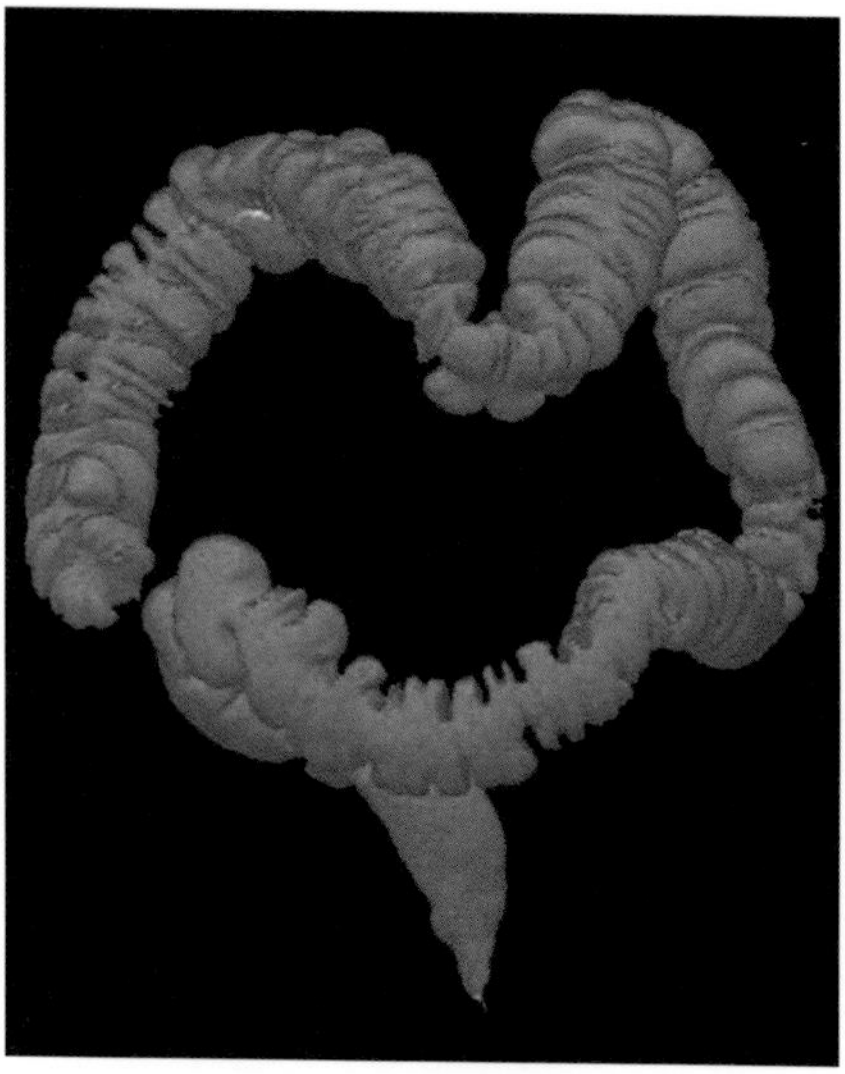

正常な腸のＣＴコロノグラフィー写真。大腸が小腸のまわりをぐるりと取り囲んでいる、教科書の形。

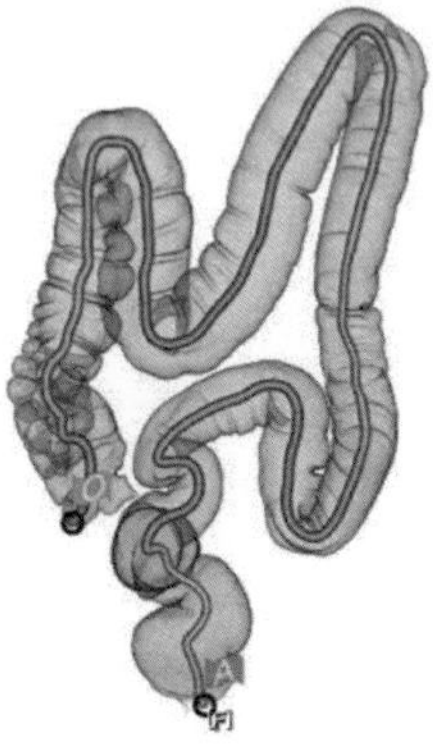

腸の曲がりがゆるやかで、便はとどまることがない。大腸の中をスムーズに通過していく。

落下腸

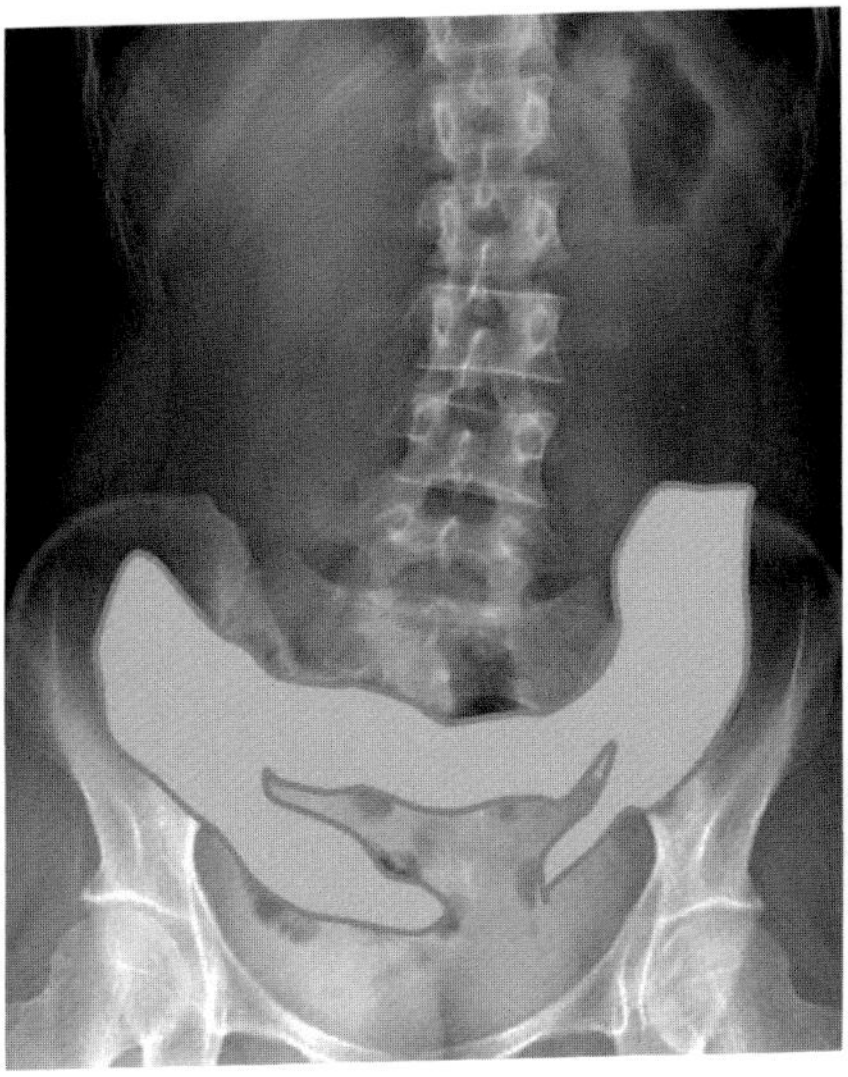

レントゲン写真で落下腸をトレースした画像。あばら骨あたりでおなかを横切っているはずの大腸が、骨盤内にすべて落ち込んでいる。

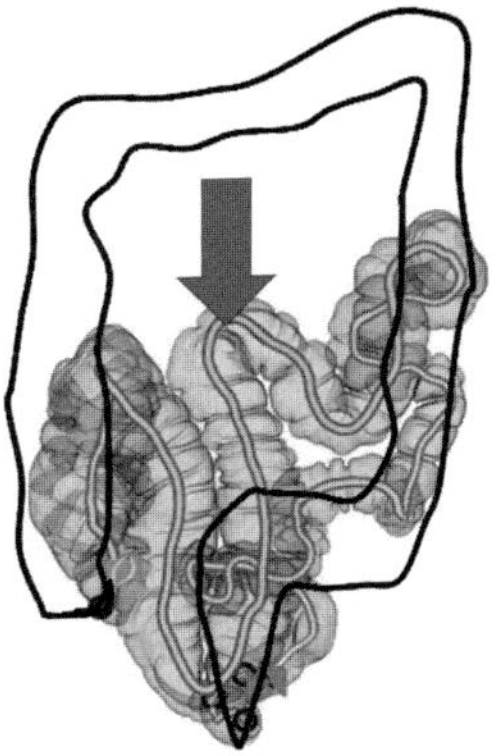

重力で、大腸全体が骨盤内に落ち込んで折りたたまれる落下腸。

HEALTH

落下腸だと、どうなる？

便がカーブを曲がりきれず、停滞する

しつこい便秘に悩む患者さんの2割程度が落下腸だと考えられます。大腸全体が落ち込んでいる落下腸なんてそうそうあるわけではないかと思いきや、じつは珍しくないのです。

解剖図のように横一直線の横行結腸ならば、大腸の曲がり角は90度前後で、それほど急カーブというわけではなく、便はスムーズに通過していきます。

ところが、落下腸では、大腸全体が骨盤内に落ち込んで折りたたまれているの

落下腸

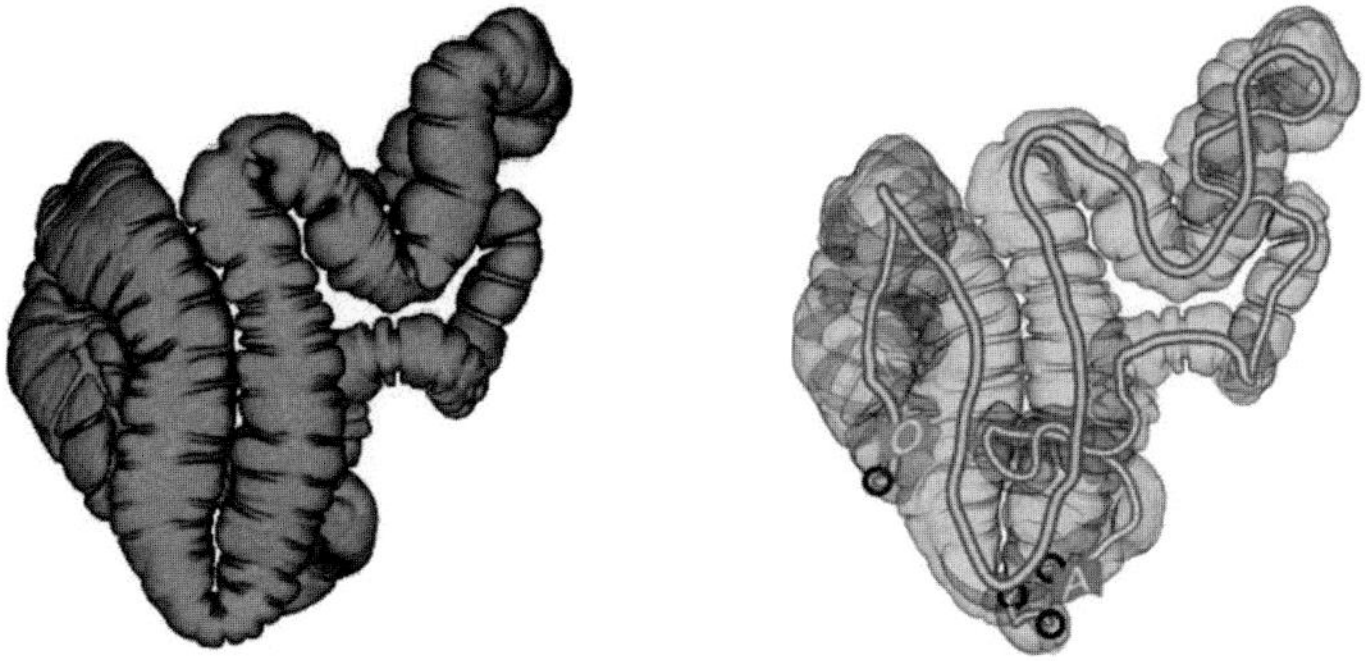

CT コロノグラフィーの画像

で、曲がり角がヘアピンカーブのように急角度で折れ曲がっているわけです。そのため、角度が鋭角すぎて、便がカーブを曲がりきれず、その手前で停滞してしまいます。

このしたたかな落下腸も、じつは、逆立ちをするとあるべきところに位置します。落ち込んでいる大腸も、**逆立ちしたりゆらしたりすれば移動させることができるとわかりました。**

HEALTH

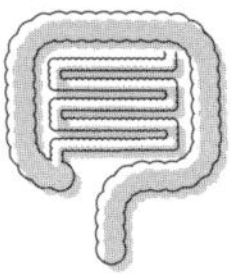

落下腸の便秘の特徴は？

スリムなのに下腹がポッコリ

大腸全体がダラリと伸びて骨盤内に落ち込んでいるために、**下腹がポッコリ出てしまうのが落下腸の特徴です**。下腹に異物感がある、という人もいます。

ダイエットをしてボディやウエストが細くなったとしても、下腹だけポッコリと出っ張っているなら、落下腸の可能性あり、です。

落下腸も、ねじれ腸と同じように生まれつきなので、子どものころから便秘に悩まされる人が多いといえます。20年、30年、便秘とともに人生を送っている人

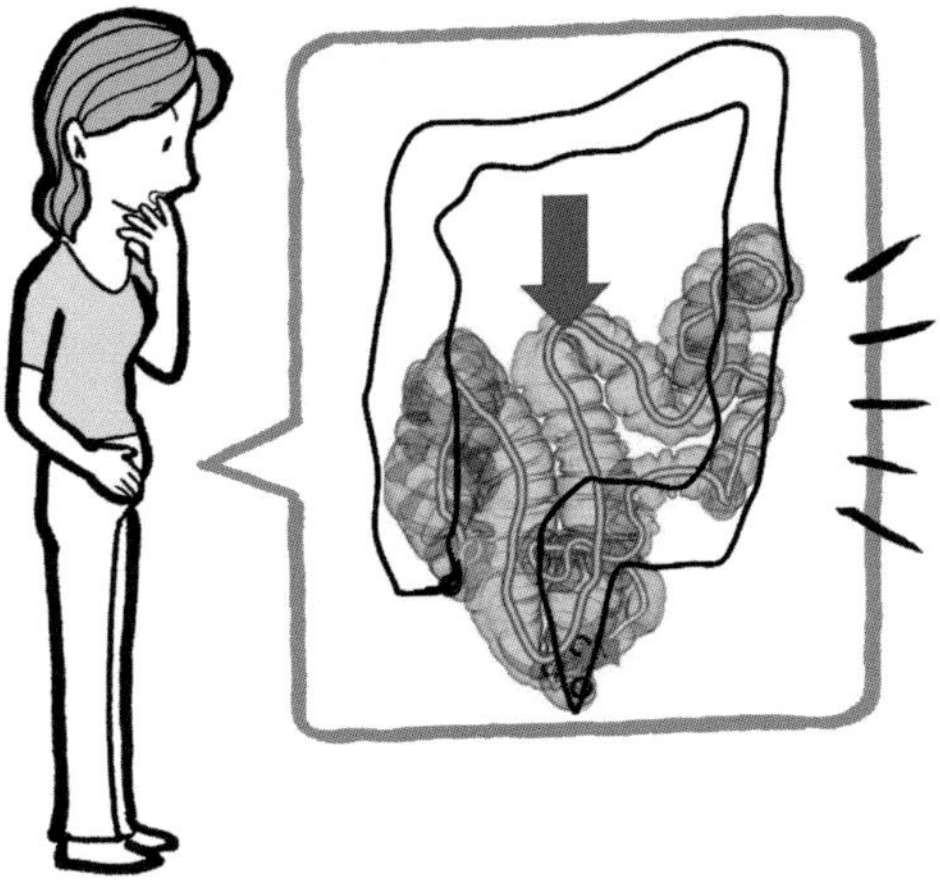

ウエストは細いのに、下腹だけポッコリの人は、落下腸の可能性あり。

も少なくありません。

また、ねじれ腸と違って腸の長さが長くないのも特徴です。このほか、落下腸の場合も、便がたまったときや排便前におなかが痛みます。

ただし、落下腸の場合、少々運動をしたくらいでは、便秘の解消が難しいのです。なぜなら、骨盤の中に落ち込んでいる腸は、軽い運動程度では十分にゆらすことができないからです。

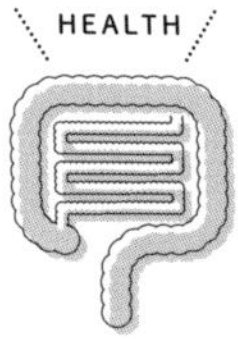

落下腸を持ち上げると、快便になる

持ち上げ方にコツがある

落下腸が原因となっている便秘の場合、放っておくと、折れ曲がる部分も多くなり、カーブの角度も急になるため、便は、曲がり角や急カーブの手前でさらに停滞しやすくなっていきます。この負の連鎖が続くと、便秘はますます悪化していきます。

そこで、ねじれ腸のケースと同様に、腸をゆらすマッサージを考えました。

ただし、落下腸では、ねじれ腸には効くはずのマッサージが効かないことがあります。

腸をゆらすだけのマッサージや、軽い運動では、大腸全体が骨盤内に落ち込んで折りたたまれている落下腸には届かないことがあるのです。

ねじれ腸のマッサージでは効き目がない落下腸の人は、どうすればよいのか、考えたのが、あらたな腸持ち上げ&腸ゆらしマッサージです。

これは、逆立ちすると、落下腸の人でも、腸が移動することがわかったことから、落ちている大腸を持ち上げればよいということがヒントになりました。

落下腸の人は、**ねじれ腸マッサージにプラスして、腸を押し上げるマッサージを試してみてください**（86ページ参照）。

コラム

ポッコリを治す姿勢、「腹筋を意識する」習慣

落下腸による便秘は、生まれつきではあっても、腸の押し上げマッサージなどで改善することが期待できます。落下腸の人は、ポッコリを治すための基本的な姿勢として、「背筋を伸ばす」ことと「腹筋を意識する」習慣をつけましょう。

姿勢が悪く、いつも猫背でいると、肩が落ちて胸も下向きになり、横隔膜が圧迫されて胃腸が押し下げられ、大腸がさらに下がってしまいます。

背筋を伸ばすコツは、腹筋を意識すること。背中に1枚の板が入っているつもりでピンとさせ、腹筋に力を入れておなかを引っ込めます。すると、自然に姿勢がよくなり、腸の落下を食い止めます。

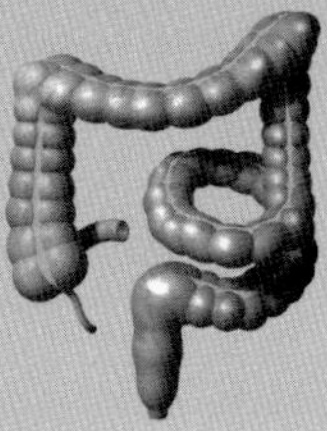

3章

腸をゆらす、快うんマッサージ

HEALTH

内視鏡を入れるコツを、応用したマッサージ

ねじれ腸の人は内視鏡が入りにくい

ここで、ねじれ腸や落下腸による便秘に効果的なマッサージをご紹介しましょう。このマッサージを考案したのは、前述のように大腸内視鏡検査のときの体験がきっかけになりました。

大腸内視鏡検査は、まず、肛門からビデオカメラのついた内視鏡を挿入し、大腸の奥の盲腸のあたりまで進めておきます（26ページ参照）。その後、内視鏡を引き抜きながら、大腸内部に異常がないか確認していきます。最初に内視鏡を奥まで進めるときに、2～3分しかかからずスムーズに入っていく人がいる一方で、

30分以上かかってもうまく入っていかない人もいるのです。その差はどこからくるのか？　という疑問が消えず、検査中に患者さんにいろいろ聞いてみたのです。

すると、**内視鏡が入りにくいのは、ねじれ腸や落下腸の人が多く、しかも、ひどい便秘に悩んでいる人が多かった**のです。

そこで、患者さんに協力してもらい、内視鏡が通過しにくいおなかのポイントを手で押してもらうと、不思議なくらい内視鏡がスムーズに入っていくではありませんか。

内視鏡が進まないポイントは、便が通過しにくいポイントだろうと推測できます。おなかを圧迫すると、ねじれ部分にも内視鏡がスルッと入っていくならば、便もスルリと通過しそうです。

そこで、おなかを押すこの方法を便秘改善にも応用できないか、ねじれ部分をゆらしたり、落ち込んでいる腸を押し上げたりする、腸をゆらすマッサージを考案したというわけです。

おなかをつついて、腸をゆらすのがコツ

ねじれ腸マッサージの時間は、わずか3分間。コツは、おなかをやさしく指先で押して腸をゆらすことです。

おなかを押したくらいで、便が通れないほどねじれた腸が元に戻るのか、腸が広がるのか、と疑問をもたれる方もいるのではないでしょうか。

確かに、ねじれを元に戻したり、生まれつきの腸の形を変えたりすることはできません。とはいえ、**おなかを押さえて腸をゆらすことで、一時的に腸をやや広げたり、ねじれをゆるめたりすることはできるのです**。

実際に、マッサージをするときのレントゲン写真を見ると、腸の狭くなっていた部分が倍以上に広がっていることがわかりました。

マッサージ前

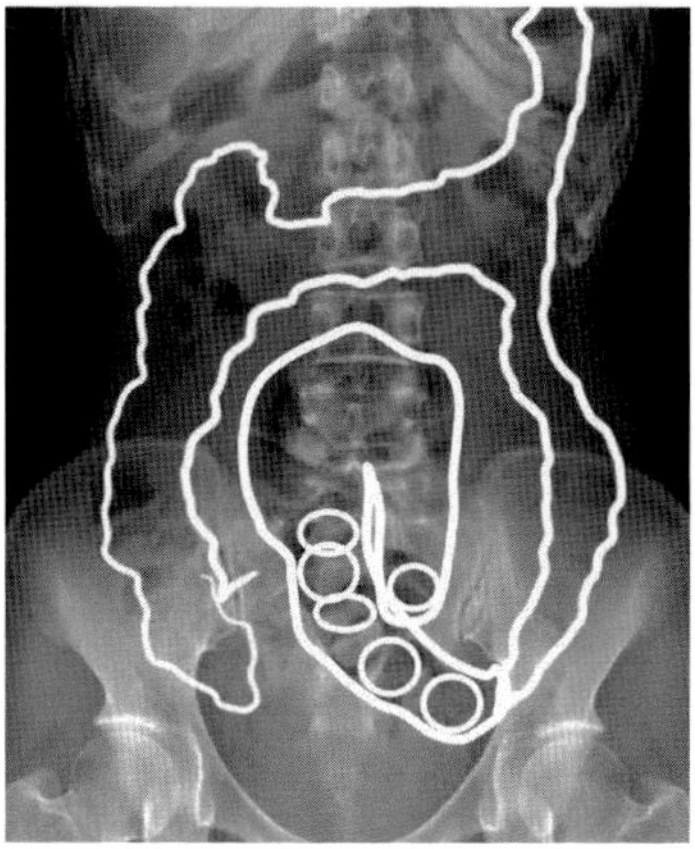

レントゲンで見た、おなかの中の便とガスの様子。コロコロした便がひっかかってＳ状結腸が伸びている。

マッサージ後

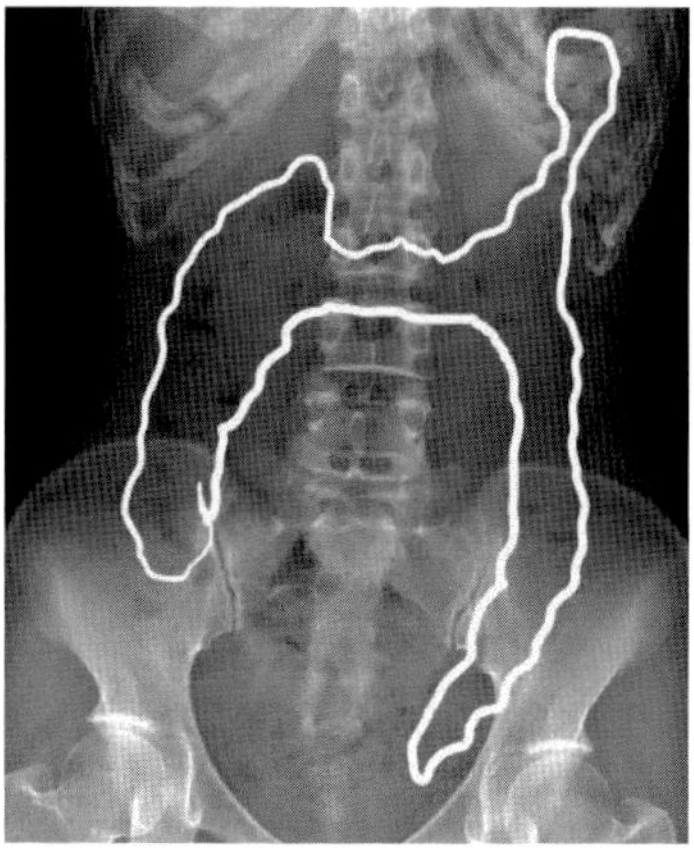

腸をゆらすことで、Ｓ状結腸で引っかかっていたコロコロの便が排出されて、Ｓ状結腸から便がなくなった（便がないためＳ状結腸が見えない）。

前にも触れたように、ねじれ腸の持ち主でも体をひねる運動をして日常的に腸をゆらしている人は便秘になりにくい、ということからもわかるように、おなかをひねる、押さえるという外的刺激で腸をゆらすと、腸のねじれをゆるめて便をスムーズに出せるようになるのです。

便が通りにくいポイントを集中的に押してゆるめる

ねじれ腸の人は、**ねじれやすい大腸後半の3ポイントを集中的に刺激**しましょう。

まず、おなかの左上、横行結腸から下行結腸への曲がり角から始めます。ここは、ねじれたり、急カーブになったりしやすい場所です。肋骨の下に位置するため、指で圧迫することができないので、立った姿勢で、体をひねる運動をして刺激します。

次に、あおむけに寝る姿勢になります。

おなかの左側を上から下に下っていく下行結腸と、下行結腸からS字状にカーブしておへその真下の直腸につながるS状結腸（38ページ参照）。この2ポイントは、腸管に沿って両わきからつつくように軽く押して刺激します。

落下腸の人は、以上の3ポイントに加えて、落ち込んでいる横行結腸を両手で押し上げるマッサージもプラスします（86ページ参照）。

強く押したり、痛みを我慢したりすることはありません。自分自身で簡単にできるマッサージです。

毎日朝晩、3種または4種のマッサージを、各1分、計3〜4分続けていくだけ。「便秘が治った！」「長年、不快だったおなかがスッキリした！」というたくさんの声からも、このマッサージの効果がわかります。

横行結腸から下行結腸の曲がり角をゆるめる

上体ひねり

横行結腸から下行結腸への
曲がり角に効かせる!

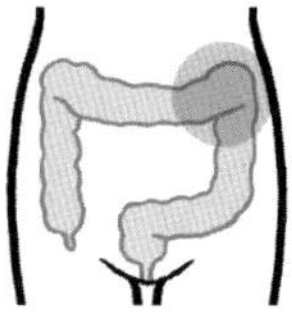

1 足を開いて立ち両手を広げる

足を肩幅よりやや広めに開き、ぐらつかない姿勢をとり、両手を左右に大きく広げる。

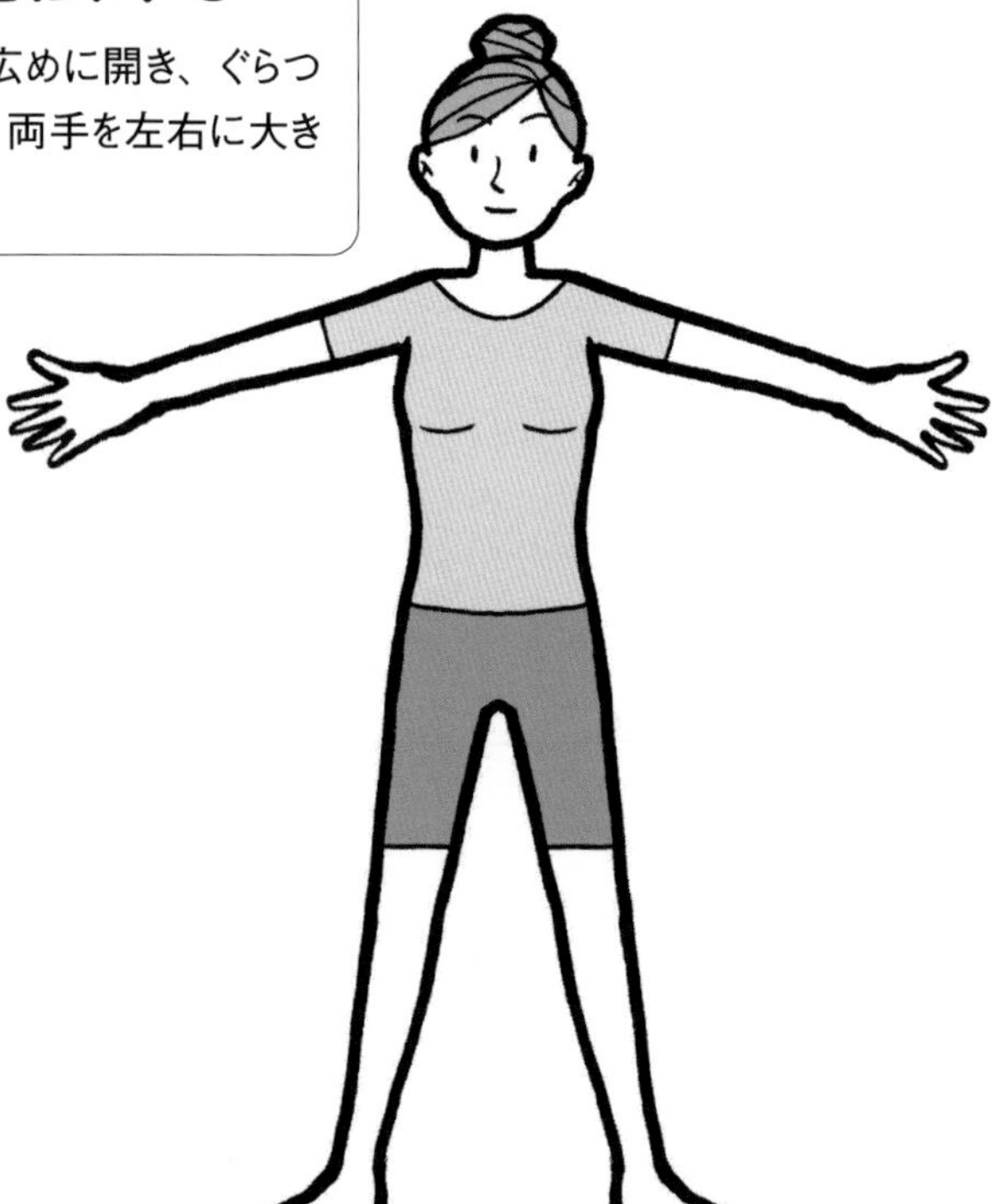

2 上体を左右に大きくひねる

腕の力を抜き、ブーン、ブーンと左右に大きく回しながら、上体を大きくひねる。ひねるときに息を吐くのがコツ。

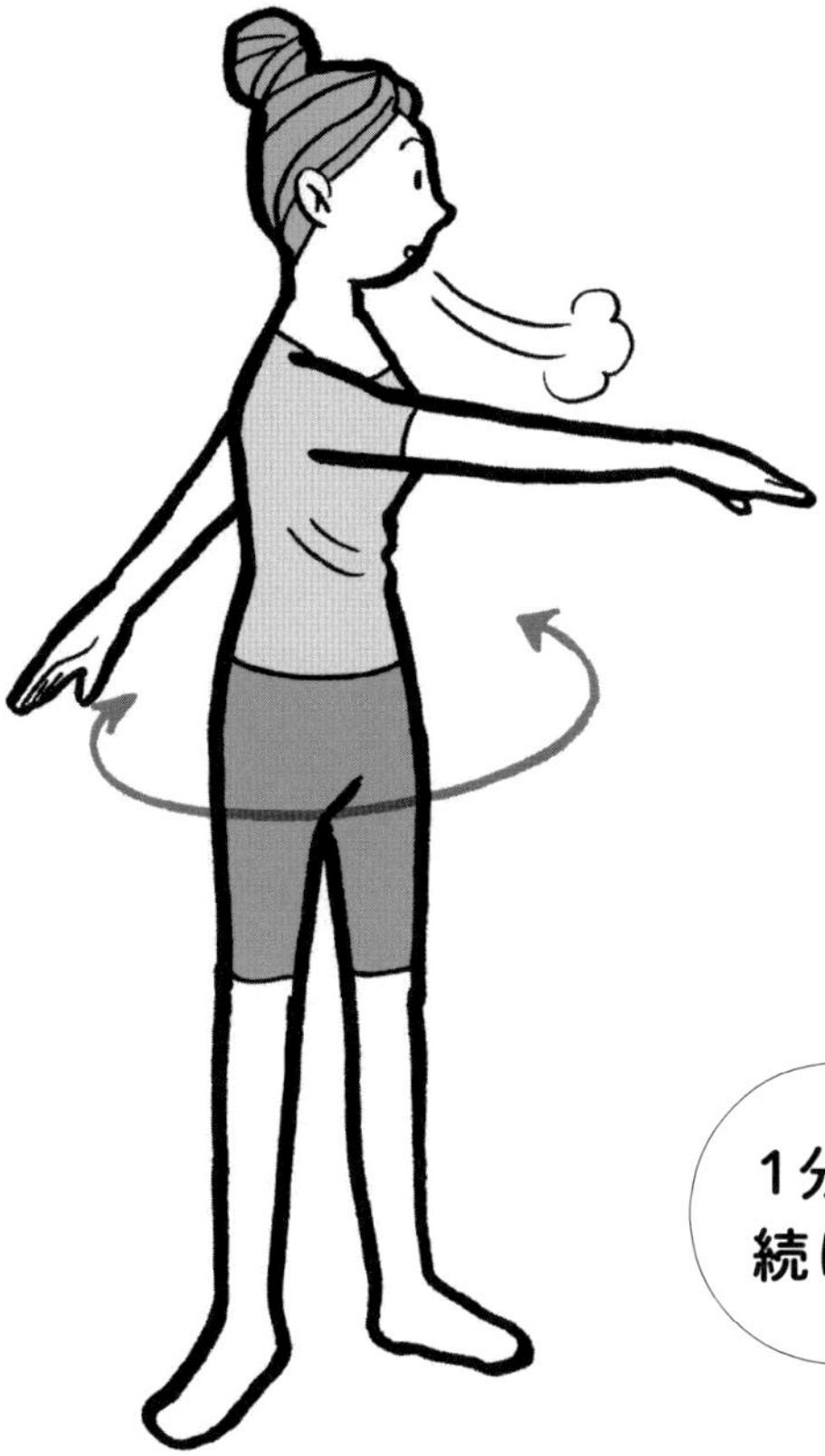

1分間
続ける

下行結腸のねじれをゆるめて詰まりを改善！

左腹部トントン

左わき腹を縦におりてくる
下行結腸に効かせる！

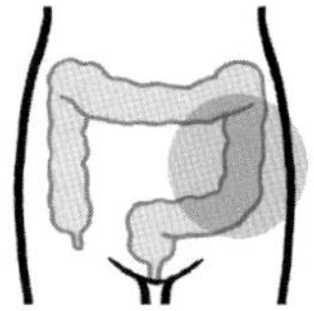

1 あおむけに寝て ひざを立てる

あおむけに寝て、足を腰の幅に開き、
軽くひざをそろえて立てる。

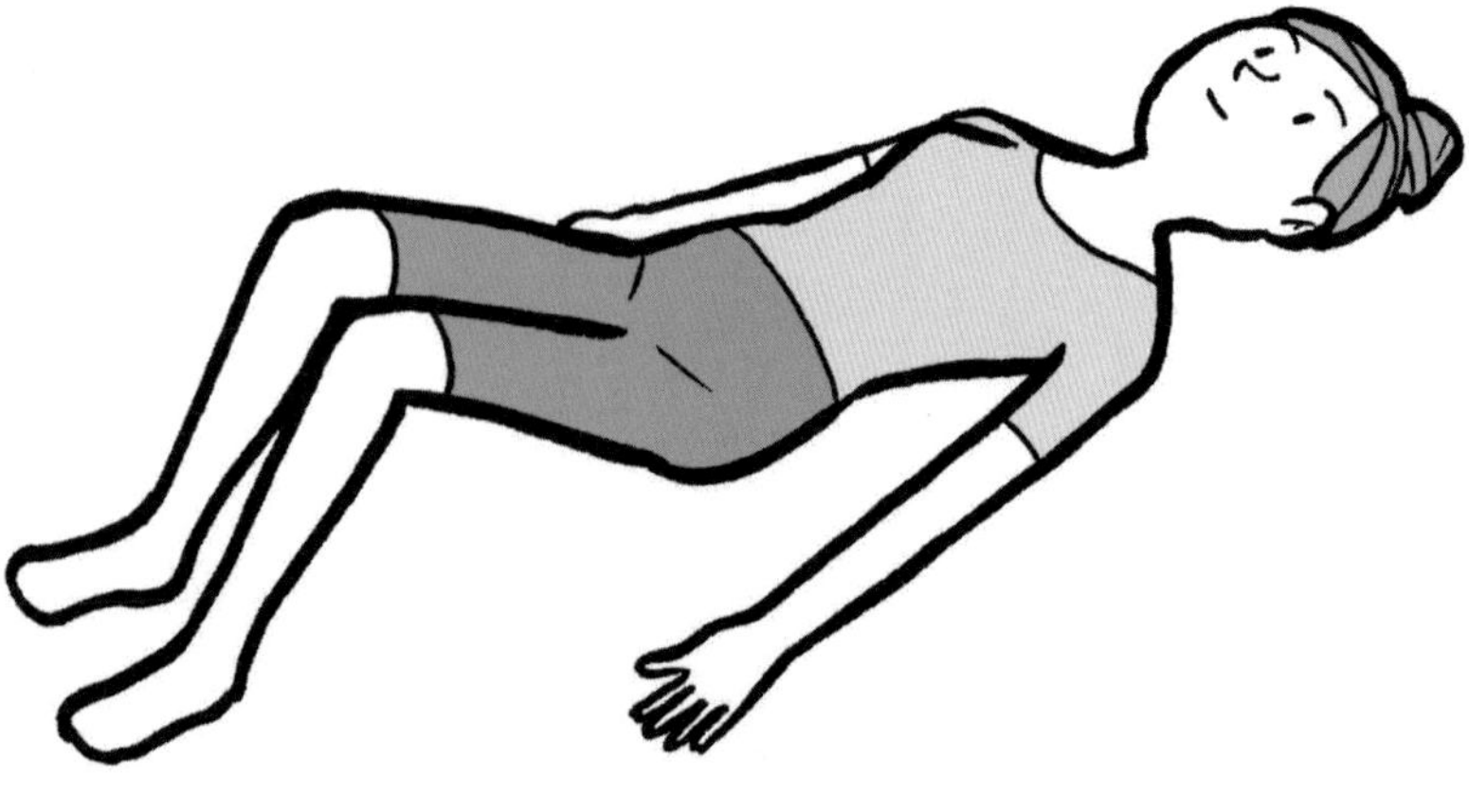

起床時と就寝前に、布団の中でリラックス。

2 左わき腹に両手をあて 上から下へトントン 下から上へトントンする

両手の指を伸ばしたまま、左わき腹を通る下行結腸を、両側から左右交互にトントンと押していく。上から下へ少しずつ手をずらし、太もものつけ根まできたら、今度は下から上へ。

左右の手の４本指（人差し指から小指まで）をピンと伸ばし、右手をおへその左下、左手をわき腹にあてる。

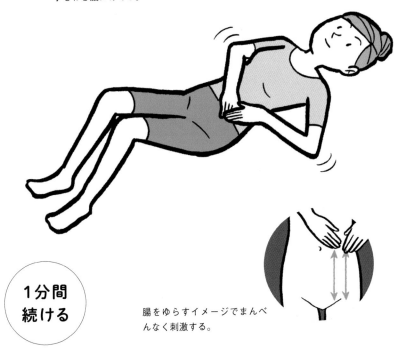

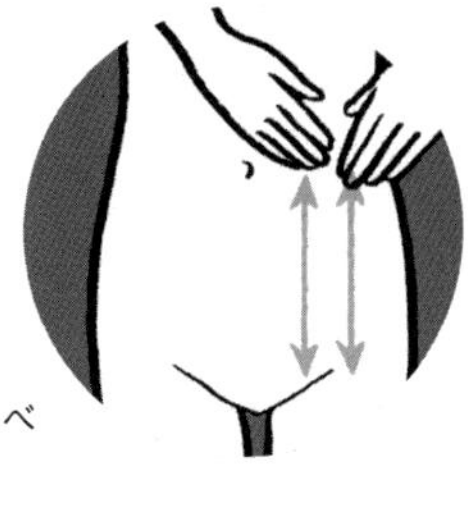

1分間続ける

腸をゆらすイメージでまんべんなく刺激する。

S状結腸の流れをスムーズにする!

下腹部トントン

おへその下の、ねじれやすい
S状結腸に効かせる!

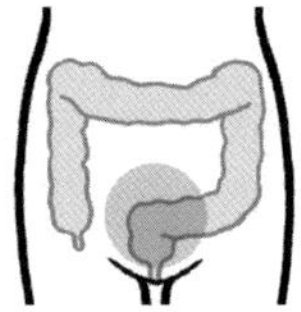

1 あおむけに寝てひざを立てる

姿勢は、左腹部トントンと同じ。あおむけに寝て、足を腰幅に開き、軽くひざをそろえて立てる。

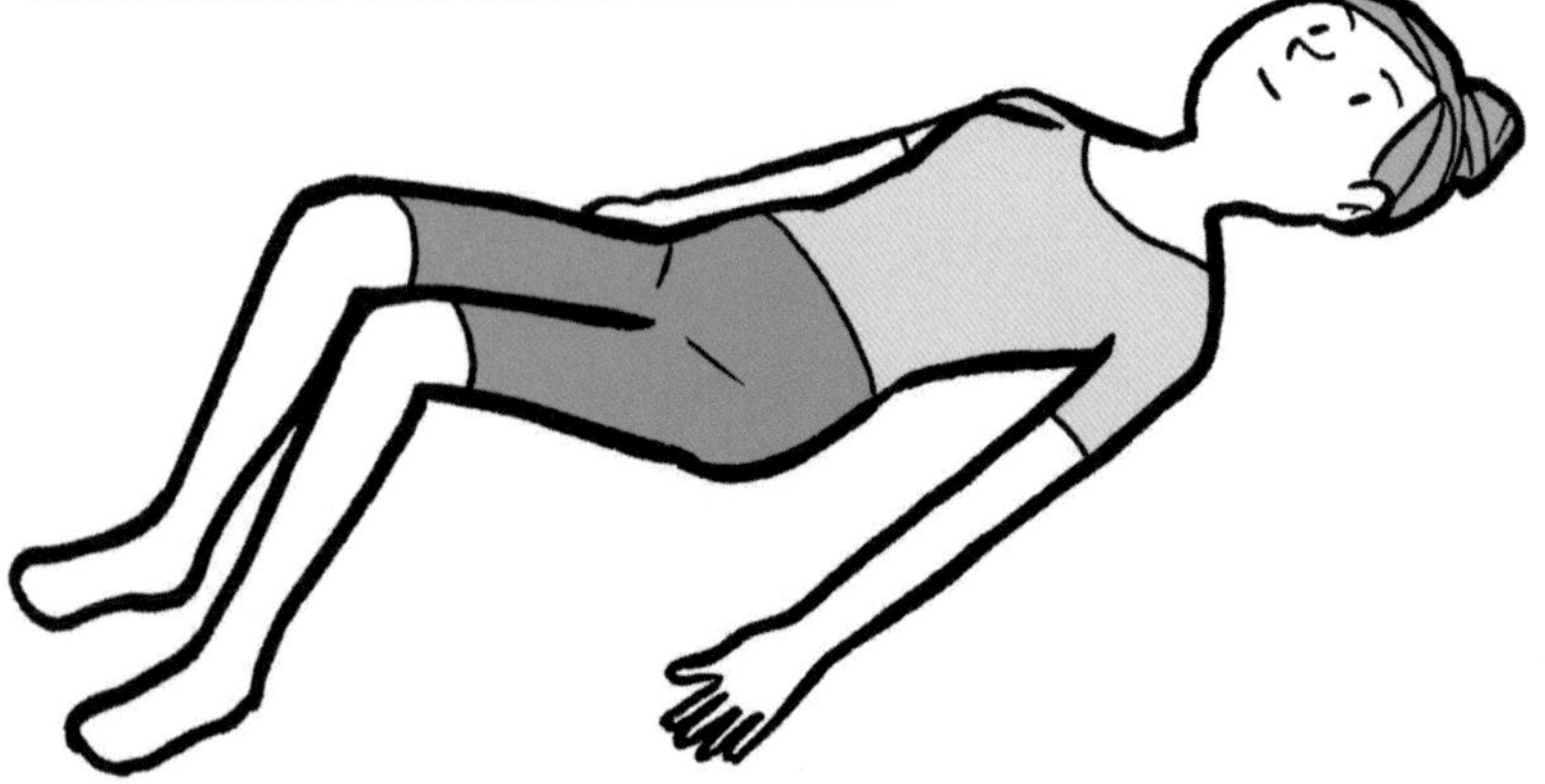

起床時と就寝前に、布団の中でリラックス。

2 おへその両わきに両手をあて左右交互にトントンする

両手の4本指をピンと伸ばし、両手の間を10㎝あけて、おへその両側に左右からあてる。おへその下にあるＳ状結腸を両側から押してゆらすように刺激する。リズミカルにトントンと押すのがコツ。おへそから恥骨のすぐ上まで少しずつずらしながら、上から下へ、下から上へと繰り返す。

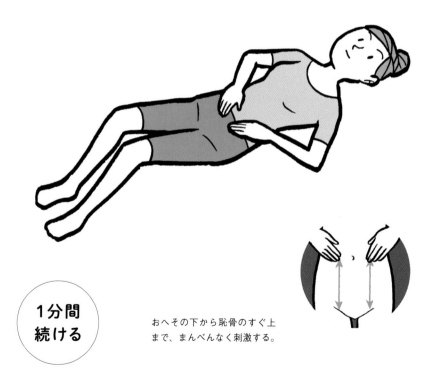

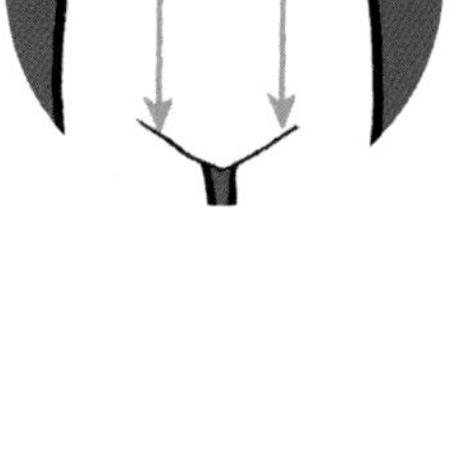

おへその下から恥骨のすぐ上まで、まんべんなく刺激する。

1分間続ける

落下腸ならこれをプラス！

腸の押し上げ

骨盤内に落ち込む大腸を
持ち上げてゆらす！

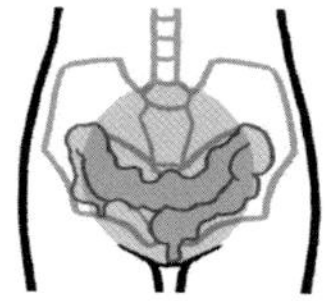

1 あおむけに寝て ひざを立てる

前項と同様に、あおむけに寝て、足を腰幅程度に開き、軽くひざをそろえて立てる。布団の上でリラックスして行うと、腹筋がゆるみ、腸に刺激が届きやすくなる。

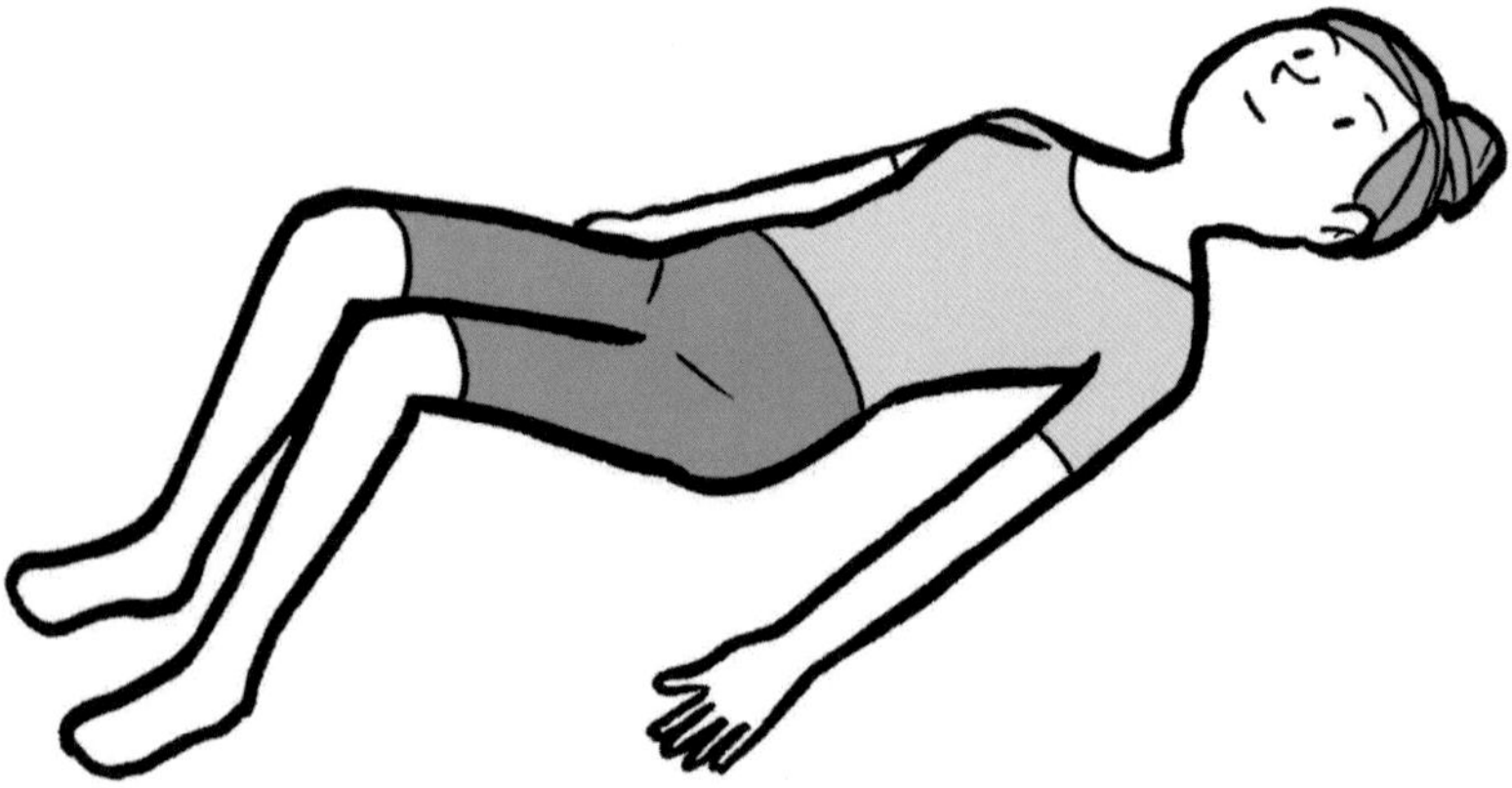

2　左右の太もものつけ根に両手をあておへそ方向に持ち上げてゆらす

両手の指をぴったりそろえて、右もものつけ根に右手を、左もものつけ根に左手をあてる。おなかが少しへこむくらいの強さで、落下している大腸を持ち上げるイメージで、おへその上まで押し上げるようにゆらす。中央、左より、右より、と位置を変えながら、押し上げるようにゆらす動作を繰り返す。

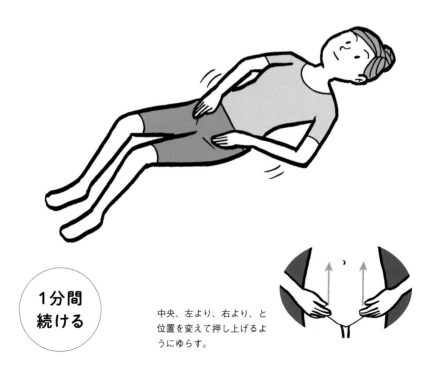

1分間続ける

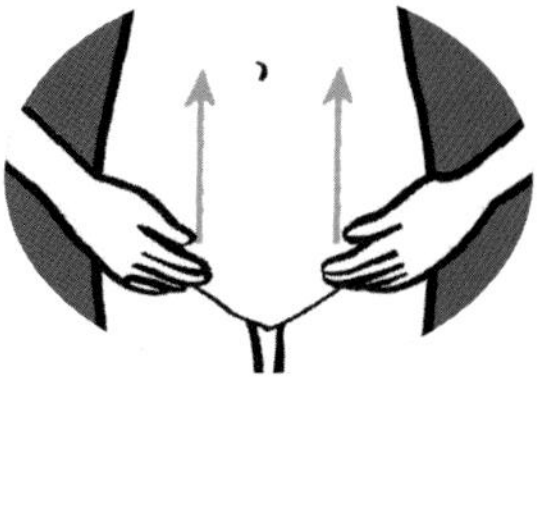

中央、左より、右より、と位置を変えて押し上げるようにゆらす。

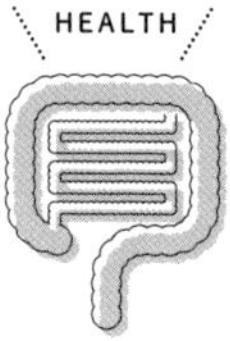

快うんマッサージの効果を高めるコツ

快うんマッサージは快腸マッサージ

快うんマッサージ、いかがですか。とても簡単ですから、これなら続けられるのではないでしょうか。快うんマッサージは快腸マッサージです。おなかがスッキリすると笑顔も増えて「開運」につながる感じでしょう。笑顔が増えること自体も、大腸を動かすとてもよい効果があるのです。

ここでひとつ、アドバイスです。マッサージのタイミングや刺激の強さなどを工夫すると、より効果的に腸をゆらしやすくなり、いっそう快腸、快うんを促進できます。

コツ1　朝晩、布団の中で毎日続ける

いちばん重要なコツは、快うんマッサージを毎日続けていくことです。マッサージは、いつ行ってもよいのですが、できれば1日2回、朝と晩に布団の中で行うことをおすすめします。朝起きた後や夜寝る前なら、長続きします。

朝は、起きてすぐ朝食前に行うのが理想的。

就寝中は排便しないように腸が動きを止めていますが、起床後にふたたび活動を始めます。朝食をとった後、胃に食物が入ってくると、「胃結腸反射」といって、大腸の動きがさらに活発になり、反射的に収縮して便を押し出そうとします。

朝食前にこのマッサージを行っておくと、大腸のねじれがゆるんで通りがよくなり、朝食後、より排便しやすくなるのです。

マッサージの順番にとくに決まりはないので、どれを先に行ってもOKです。布団に入っているうちに、あおむけの姿勢で、「左腹部トントン」と「下腹部トントン」、「腸の押し上げ」を行い、布団を出たら、立った姿勢で「上体ひねり」を行うと効率的です。

コツ2 夜は入浴中か、寝る直前に

一方、夜は、入浴中に行うのもおすすめです。**湯舟の中で、なるべく寝そべる体勢でマッサージをすると、腹筋の力が抜けて大腸がゆらゆらしているため、刺激がうまく届き、腸をゆらしやすくなります。**立った姿勢の「上体ひねり」は、入浴前に行うとよいでしょう。

入浴しないときには、就寝前に、立った姿勢で「上体ひねり」から始めます。終わったら布団の上にあおむけになり、「左腹部トントン」「下腹部トントン」「腸の押し上げ」に移るとスムーズにできます。

コツ3　マッサージの強さは、おなかが少しへこむ程度に

4本指でおなかをトントンと刺激するときは、強さに注意してください。**指先が軽く沈む程度の押し加減がちょうどよい強さです**。腸を押す、というより、左右からゆらすのが目的ですから、この程度でも刺激が腸に伝わり、ねじれがゆるみます。落下腸の場合に、腸を押し上げるときも、この押し加減を目安にどうぞ。

おなかをグイグイ強く押さえたり、拍動している動脈部分をグリグリ強く押したりするのは厳禁です。気分が悪くなることもありますし、腕も疲れてしまいます。

コツ4　日常生活でも、体をひねる

快うんマッサージは朝晩行うのが基本ですが、**日常生活の中でも意識して体をひねる動作をする**と、さらに快うん力がアップします。

歩くときには、モデルさんがランウェイでウオーキングをするときのように、上体をひねりながら、右足を左前方へ、左足を右前方に出すと効果的です。

また、電車のつり革につかまり、上体を右へ、左へねじるのもよいでしょう。家の中でもリモコンや新聞、雑誌を持ち上げるときなどに、下半身の位置はそのまま、上半身をひねりながら動作するのもおすすめです。

コツ5　猫背を封印！　姿勢を正して横隔膜をアップ

ねじれ腸や落下腸は生まれつき、とはいえ、姿勢によってさらに悪化することはありえます。

とくに、猫背の姿勢がくせになっていると、肩が落ちて背中が丸まり、胸が下向きになるので、横隔膜が上から圧迫されて、胃や腸などの内臓全体が下垂し、大腸も下がってきて、落下腸が悪化してしまいます。

毎日、こまめに姿勢を意識してみてください。**背筋を伸ばして胸を張り、横隔膜を上げると、胃や大腸も自然と引き上げられ、ねじれの悪化を防ぐ**ことができます。

HEALTH

マッサージをするときの注意点

受診中の人は主治医に相談を

大腸の快うんマッサージはだれにでもできますが、内臓に働きかけるため、以下の点に注意してください。

●腰が悪い人、おなかに腫瘍や動脈瘤がある人、妊娠中の人は主治医に相談を

以上の方は、大腸への刺激がそれぞれの部位に伝わり、悪影響を与えることがありますから、主治医に相談してから行いましょう。

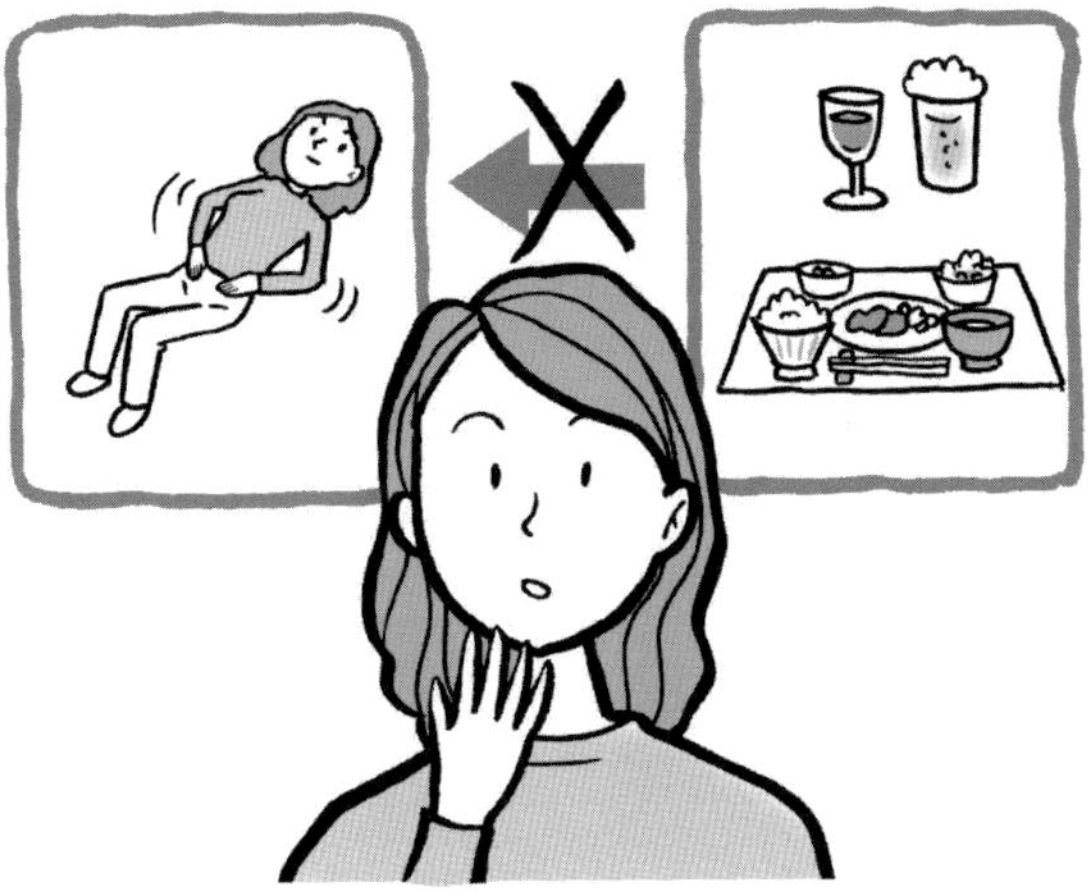

●食後すぐや飲酒後は避ける

食事の直後やアルコールを飲んだ直後は、胃や内臓が活発に動いています。マッサージで刺激をすると、胃の内容物が逆流したり、気分が悪くなったりすることがありますから、避けましょう。

●発熱、腹痛、血便がある人はまず受診

発熱、腹痛、血便、急激な体重減少がある人は、便秘以外の病気の可能性があります。急いで治療が必要なこともありますから、迷わずに医療機関を受診して、適切な治療を受けてください。

●自分の生活に合わせて工夫して

60ページでは、毎朝晩、快うんマッサージを布団の中で行う方法をご紹介していますが、自分の生活に合わせて無理なく続けていきましょう。

朝晩忙しくて、マッサージをする暇がない方は、余裕のある時間帯を見つけて工夫してみてください。

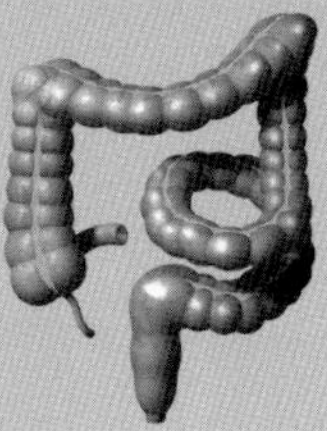

4章

ねじれを悪化させない食事と生活習慣

HEALTH

下剤の間違った使用法

刺激性の下剤は注意が必要

便秘を治そうとして、みなさんは下剤を服用しているのではないでしょうか。じつは、下剤の選び方、使い方次第で、便秘体質を悪化させる原因にもなるのです。

下剤には、刺激性下剤や浸透圧性下剤など、いろいろな種類がありますが、とくに注意していただきたいのはセンナやダイオウなど、生薬由来の刺激性下剤です。

これらは、大腸を刺激して活発に動かし、たまった便を一時的に排せつさせる下剤としては非常に効果的です。

ただし、毎日大量に使い続けていると、大腸がつねに刺激されて、いやでも動かされ続けます。すると、大腸が疲れて弛緩してしまい、便を送り出す、ぜん動運動が低下してしまうのです。やがて、今までと同じ量の下剤では効果が弱まり、下剤を増やさないと排便できない、という状態になります。

刺激性下剤を増やすほど、ますます大腸は弛緩して、自力では動きにくくなってしまいます。

また、生薬由来の下剤は、「偽大腸メラノーシス」という状態を引き起こす可能性もあります。長期間使用すると大腸の粘膜細胞を傷害して、一部が死滅します。それを修復するため、別の細胞が死んだ細胞を食べ、その部分が真っ黒になってくるのです。

これらのことから、**刺激性の下剤を長期間続けて服用するのは避けましょう。刺激性下剤はサポート役として補助的に使うのが賢い方法**です。週に1〜2回、たまった便を出して腸内をリセットするために使う程度にしておきましょう。

できるだけ下剤にたよらずに、快うんマッサージや運動をとり入れ、食事を改善して自力での排便をめざしてください。プロバイオティクスや難消化性デキストリンなど（118ページ〜参照）を利用するのもよいでしょう。

朝食にコーヒーを飲むのも、便を軟らかくし、大腸を適度に動かして排便を促す効果が期待できます。また、温水便座の温水で、肛門を刺激するのも有効なことがあります。

また、下剤の中でも腸内の浸透圧を上げて水分を呼び込み便を軟らかくする浸透圧下剤の酸化マグネシウムは、刺激性下剤と違って習慣性がなく、使いやすいといえます。

30年ぶりに便秘薬の新薬として販売された、小腸から水分を出して便を軟らかくするルビプロストンをはじめ、おなかの痛い便秘に効果のあるリナクロチド、洗腸液から便秘薬になったポリエチレングリコールなど、とても効果のある薬が出てきました。よくならなかったら医療機関を受診しましょう。

正常な大腸

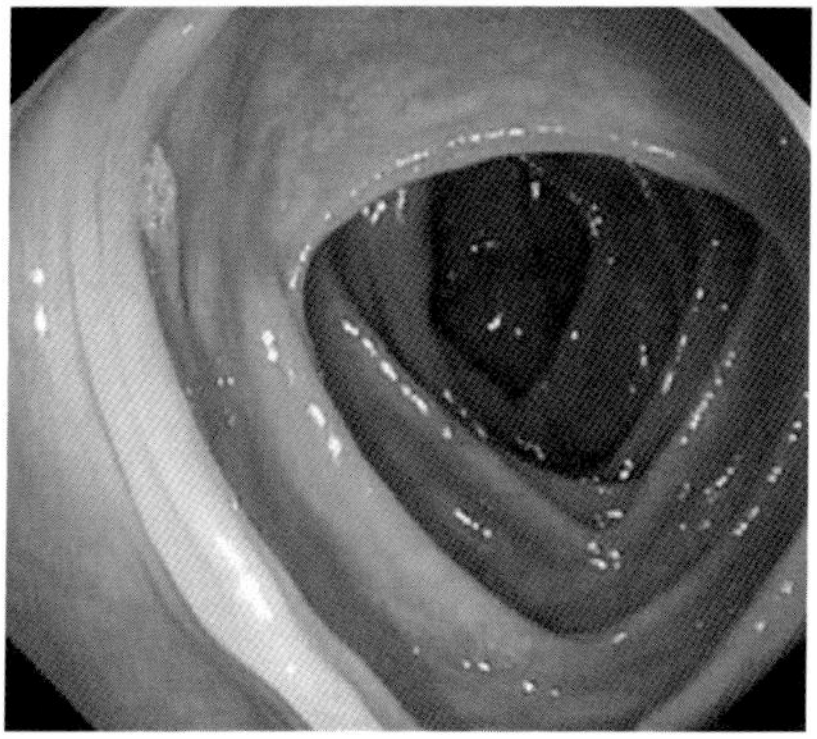

きれいな大腸はピンク色をしている

偽メラノーシスの大腸

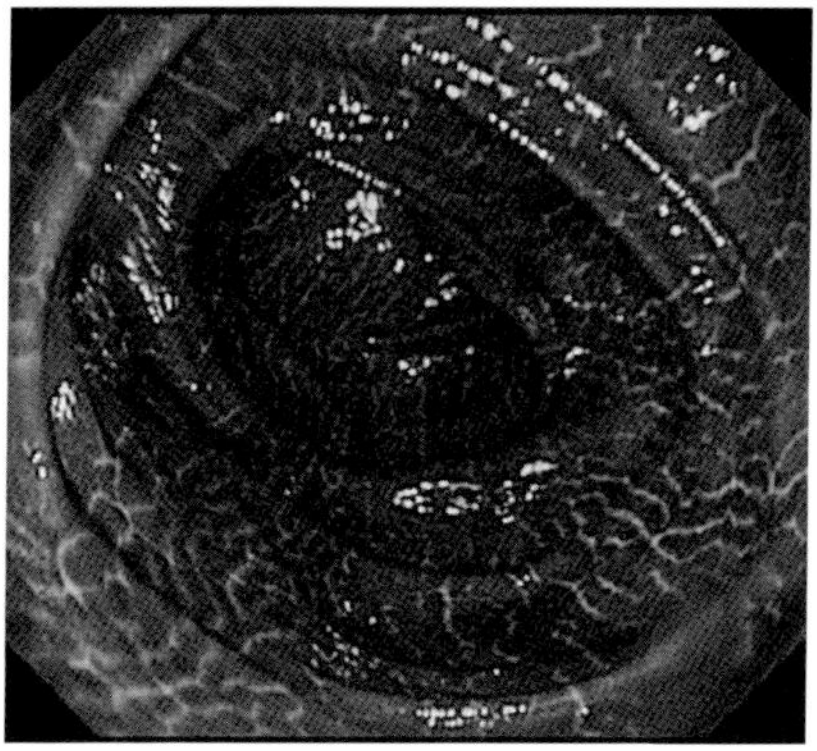

刺激性の下剤で粘膜が傷害されたため、真っ黒！

HEALTH

便秘にならない生活リズム

食事後は便意がなくてもトイレに座る

ねじれ腸や落下腸であっても、便秘にならずに生活している人も多いものです。それらの人たちの共通項を聞いてみると、朝食をとった後に排便習慣があり、規則正しい生活をしていました。便秘の人は、朝食抜きの割合が高いという報告もあります。

朝食後は、自然な排便が起こりやすい絶好のチャンスです。朝の排便習慣がなくなっている人、長年の便秘で便意を感じなくなっている人は、朝食後は意識してトイレに行くことから始めましょう。

食事をとると「胃腸反射」が起こり、2時間ほどは大腸が活発に動き、排便が促されます。また、胆のうからは、体内下剤の役目を果たす胆汁が分泌されますから、排便につながる体内の条件が整うわけです。

便意があってもなくても、雑誌を1~2ページ読むくらいの間トイレに座って過ごす。これを毎朝のルーティンにして、便意が起こるタイミングを逃さないようにするのです。

朝食が食べられない方は、水を1杯飲んでから、トイレへ。朝はゆっくりトイレに入る時間がないという人は、排便のタイミングを逃してしまいがちです。そんなときは、昼食後や夕食後のタイミングを利用しましょう。大腸は、朝食後だけでなく、食事の後に動くので、1日1回、昼食後か夕食後にトイレに座ってみてください。

ただし、がんばっていきみすぎるとお尻に負担がかかります。痔などの誘因になりますから無理にいきまず、排便タイムは3~5分を目安にきりあげましょう。

HEALTH

快適な排便は、リズミカルな生活から

人間の体は不規則さをいやがる

便秘で悩む方にまず取り組んでいただきたいのは、食事、運動、睡眠、排便習慣など、生活習慣の改善です。当たり前のようですが、これがなかなかできないために、長年便秘体質から抜けられない人が多いのです。生活習慣を変えるだけで、がんこな便秘が改善した例も少なくありません。

体内時計が規則正しく腸を動かすことで、快適な排便につながります。仕事や家事、育児で忙しい人は、規則正しい生活を続けるのは難しいかもしれませんが、まずはなるべく同じ時間に寝て、同じ時間に起き、朝日を浴びて、同じ時間に食事をし、朝食後はトイレに座る、というふうに、毎日のルーティンを意識的に心がけてみましょう。

大腸の働きは自律神経が担っていますが、空腹時間が長いと、疲労とストレスがたまり、自律神経のバランスが乱れてしまいます。

昨日は朝食を食べたけれど、今日は寝坊したから朝食は抜き、といった不規則な食生活を続けていると、腸が働く時間も便をつくる時間もバラバラになり、体内時計も排便時計も正確に動かなくなってくるのです。

人間の体は、生活リズムに大きな波や小さな波が不規則に訪れることをいやがります。**朝昼晩、3食のボリュームが極端に違うだけでも、消化・吸収、排せつがリズミカルに行えなくなってしまいます**。できれば、3食のボリュームの凸凹を調節して、栄養バランスのよいメニューをとり、食事や排便のリズムを整えていきましょう。

HEALTH

大腸のねじれに効く、ひねる運動

ベリーダンス、フラダンスもおすすめ

ねじれ腸や落下腸の便秘改善に効果的な運動は、「ひねる運動」です。

もともと、快うんマッサージも、「日ごろからひねる運動をしている人は、ねじれ腸や落下腸でも便秘になりにくい」ということから開発されたものです。また、ねじれ腸や落下腸でも、運動が難しい人のための方法という側面もありました。

運動が可能な人は、生活にひねる運動をとり入れましょう。さらに快うんマッサージを行えば効果がアップします。

海外の医学論文にも、運動量と便秘の関係を示すデータが発表されています。運動している人の便秘になるリスクを1とすると、1日500mしか歩かない人は1・7倍、介助されて歩行する人は3・4倍、車いすの人は6・9倍、寝たきりの人では15・9倍もリスクが高い、つまり便秘になりやすいというのです。

体をひねる運動といえば、テニスやゴルフが代表的ですが、ラクロスやダンスも有効です。チアリーディングやベリーダンス、フラダンス、ヨガ、ピラティスもおすすめです。どれも、体に十分なひねりが加わり、骨盤の中の腸まで大きくゆらすことができるスポーツです。

本格的な運動は難しい、という人にはラジオ体操をおすすめします。適度に体をひねる運動が含まれています。体が汗ばむくらい、しっかり運動すると効果的です。私も、よくラジオ体操で体を動かして、便秘の予防に役立てています。

このほか、腹筋を鍛えることも、大腸のぜん動運動を高めるうえで大切です。

HEALTH

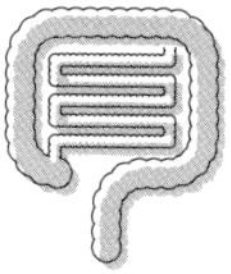

日本人に合った排便ポーズ

じつは和式のほうが排便しやすい人が多い

肛門の位置は世界共通だと思っていませんか。私も以前はそう思っていましたが、日本人と欧米の人は、腸の形だけでなく肛門の位置も違うのです。海外で検査をしたことでそれがわかりました。

人が立っているとき、肛門はお尻の奥に引っ込みます。そして、便が漏れないように、肛門と直腸の出口はほぼ直角に折れ曲がってロックがかかります。この肛門と直腸の角度のことを「直腸肛門角」といいますが、人種差や個人差があり、

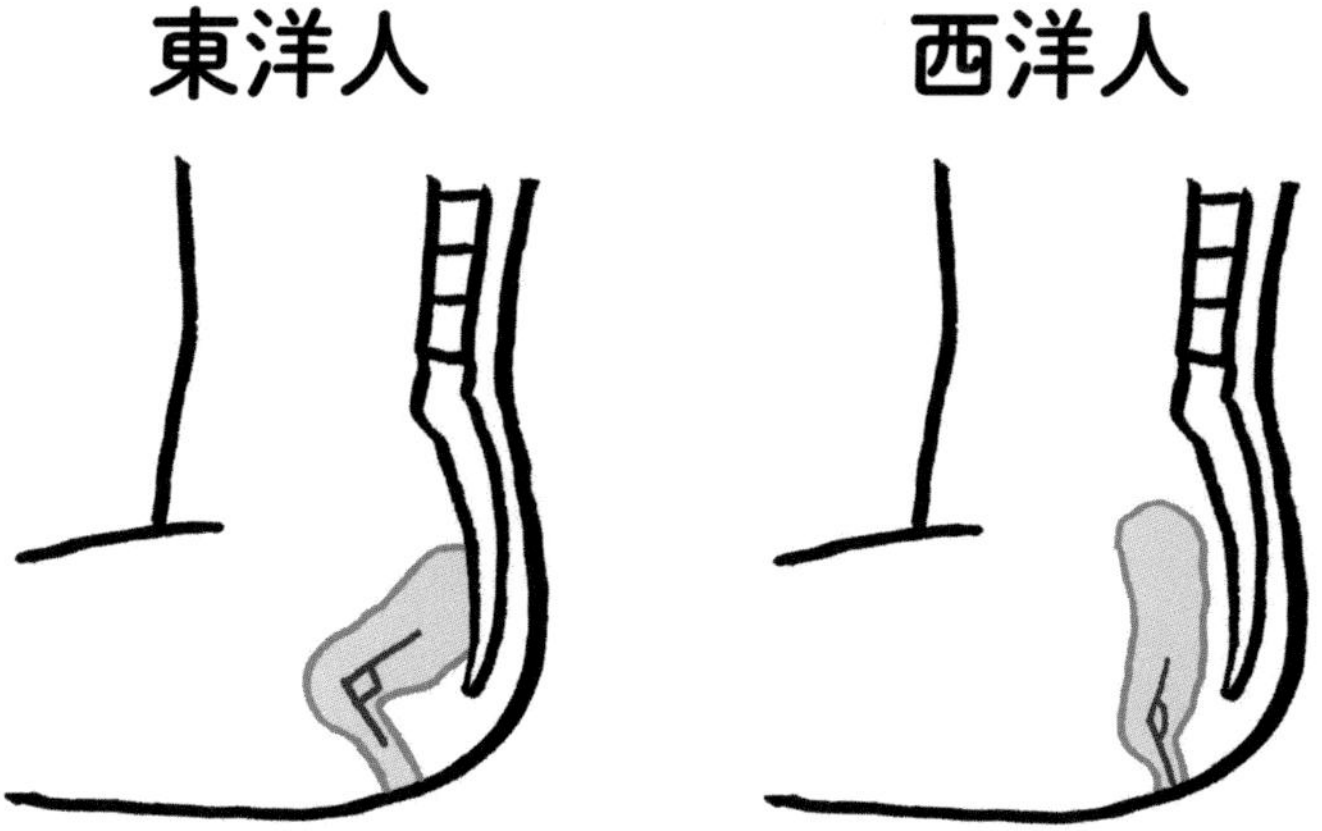

直腸肛門角が鋭角で、
肛門が開きにくい。

直腸肛門角がゆるいので、
排便しやすい。

日本人は欧米人より角度がきつい人が多いようです。また、外人のお尻の穴はお尻の谷間の浅いところにあるのに比して、日本人のお尻の穴はお尻の谷間の深いところにあります。

そのため、多くの日本人は洋式便座に腰かけただけでは、肛門がお尻の表面に出てこないうえ、直腸肛門角もあまり開かないので肛門が開きにくく、便が排出しにくいのです。その状態で、無理やり排便すると肛門の皮膚が切れたりして、痔の原因になります。便の切れも悪いのです。

これに対して、ドイツ人のほとんどは肛門がお尻の表面近くにあり、直腸肛門角の角度もゆるいので、便器に腰かけるだけで、肛門が下向きになり、排便しやすい構造になっています。また、便の切れもよいようです。

日本人タイプの肛門の人は、洋式便器より、足をグッと曲げてしゃがみ込む和式便器のほうが肛門を開きやすくなり、排便しやすいといえます。

とはいえ、今や和式トイレは少数派。**洋式トイレなら、足元に高さ20㎝ほどの台（お風呂用のいすで代用可）を置いて足をのせれば、しゃがみ込む姿勢に近くなって肛門の角度が変わり、和式トイレと同様の効果が得られます。**

洋式トイレに台を置くとちょうどいい

20㎝くらいの台に足をのせると、
直腸肛門角がゆるんで肛門が下を
向くため、排便しやすくなる。

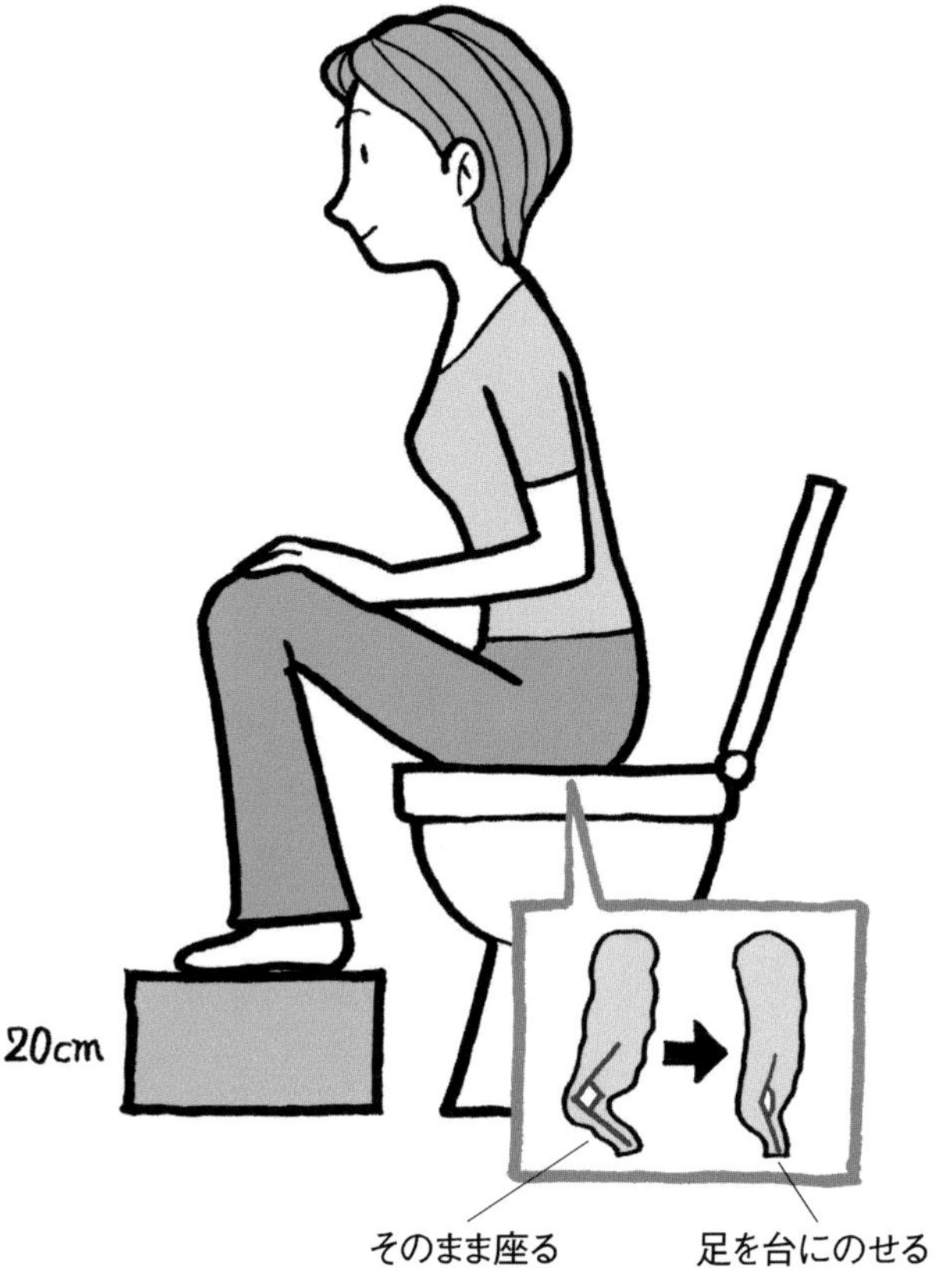

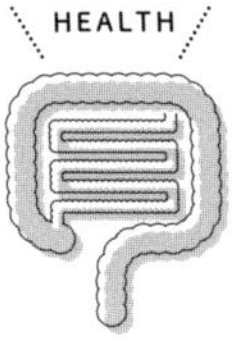

食物繊維は、不足&とりすぎに注意

1日20gを目安にとる

便は、食べた食物を材料としてつくられます。便秘を改善するには、食生活を見直すことも欠かせません。

暴飲暴食はもちろん避けるべきですが、便秘以外の病気やアレルギーのために食事制限がある場合は別として、食べていけないものはありません。

便秘の改善のためには食物繊維をとるとよいといわれています。食事からとる食物繊維が1日5g以下になると、便秘のリスクが2・5倍にもはね上がります。

食物繊維の1日の摂取量の目安は20gですから、不足しないようにとりたいものです。

ただし、**慢性便秘で悩んでいる患者さんは、逆に食物繊維をとりすぎている人が多いので、とりすぎには注意**しましょう。

食物繊維のとりすぎの弊害についてはあまり知られていませんが、ガスが発生しやすくなったり、便のかさが増しておなかが張ったりして、かえって便秘を悪化させることもあるのです。

食物繊維とは、「人の消化酵素で消化されない、食物中の難消化性成分」のこと。以前は、食物のカスと考えられていましたが、近年の研究で、体に有益な働きが知られるようになり、「第6の栄養素」として注目されています。

食物繊維は、野菜、海藻、きのこ、果物、きな粉、寒天などに多く含まれています。きな粉は、善玉菌のエサになるなど有用な作用がいろいろあるオリゴ糖も豊富です（124ページ参照）。ヨーグルトにきな粉をかけたきな粉ヨーグルトなどは便秘改善に役立つ一皿です。

不溶性と水溶性がある

食物繊維には、水に溶けない不溶性の食物繊維と、水に溶ける水溶性の食物繊維の2種類があります。

不溶性の食物繊維は植物の細胞壁を構成する成分で、穀類や豆類の皮、野菜や果物のすじの部分、エビやカニの殻などに多く含まれています。ザラザラ、ぼそぼそした舌ざわりが特徴。胃や腸で水分を吸収してふくらみ、便のかさを増やし、大腸のぜん動運動を促します。

便の量が少ない人に向く食物繊維です。

不溶性食物繊維が含まれる食品は次のとおりです。

●セルロース

大豆、穀類、ごぼうなど

●ヘミセルロース

野菜、きのこ、玄米など精製されていない穀類、大豆などの豆類、いも、小麦ふすまなど

●リグニン

精製されていない穀類、ごま、ごぼう、ココア、豆類、小麦ふすま、梨、ラズベリーなど

●キチン・キトサン

エビやカニの殻、干しエビなど

水溶性の食物繊維は、植物の細胞の中に含まれる成分です。水に溶けるとゼリー状になって材料をつなぎ合わせて水分を保持するため、硬い便に水分を呼び込み

ます。便を軟らかく粘りのある状態にするので、排便しやすくする作用がありま
す。
また、糖の吸収速度をゆるやかにして血糖値の急上昇を抑える、中性脂肪の吸
収を抑えるといった作用も期待されています。
便秘の患者さんに向いています。

水溶性食物繊維が含まれる食品は以下のとおりです。

●ペクチン

りんごなどの果物、レモン、グレープフルーツなどかんきつ類の皮、野菜、いも、豆類など

●グルコマンナン

こんにゃく、里いもなど

●アルギン酸

昆布、わかめ、ひじき、もずくなどの海藻類

●アガロース

寒天、テングサ、オゴノリ

食物繊維をとりにくい人は、難消化性のデキストリン（サプリメント／次ページ参照）で補うのもひとつの方法です。私も、野菜や海藻などが不足したときは、利用しています。

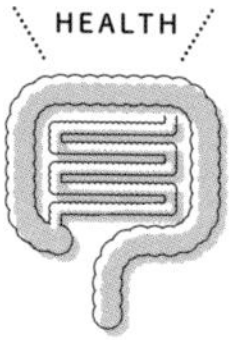

難消化性デキストリンって何？

天然のでんぷんから作られた食物繊維

食物繊維をとりにくい人におすすめの「難消化性デキストリン」。あまり聞きなれないワードかもしれませんね。「デキストリン」は、低分子量の炭水化物の総称ですから、文字どおり、消化しにくい炭水化物です。

難消化性デキストリンは、イモ類やトウモロコシなどの天然のでんぷんから作られた水溶性の食物繊維で、食品の素材としてよく使われています。サプリメントとしても市販されています。

食物繊維は「第6の栄養素」とも呼ばれ、便秘の改善をはじめ、いろいろな健康作用が期待されています。糖分の吸収を抑え、食後の血糖値の上昇を抑制したり、血中の中性脂肪の上昇をゆるやかにしたりするなどの作用も確認されています。

水溶性の食物繊維は、水分を保持して便を軟らかくするだけでなく、腸内の善玉菌のエサとなり、善玉菌を増やして腸内フローラ（腸内の細菌叢《そう》）を整えるためにも役立ちます。

実際に難消化性デキストリンを食事と一緒にとった試験では、**食後の血糖値の急激な上昇を抑えることができた**ことが報告されています。また、**排便の回数が増え、快便になったという整腸作用**も報告されています。下剤は飲みたくないけれど、腸内環境を整えつつ便を軟らかくしたい人におすすめです。

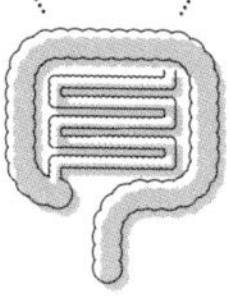

プロバイオティクスの効用

腸内環境は日々変わっていく

腸の中には数百種類、１００兆個もの細菌が種類ごとに集まってすみついています。その様子を顕微鏡でのぞくと、お花畑のように見えるので、腸内フローラ（細菌叢）と呼ばれています。

腸内細菌には、健康に有益な善玉菌と、ガスを発生させるなどの悪い作用をする悪玉菌があり、せめぎ合いながら領地争いをしています。善玉菌が増えると悪玉菌が減って、腸内環境が良好に保たれるのです。

プロバイオティクスとは、「腸内フローラのバランスを改善し、健康によい影響を与える生きた微生物」、つまり、体に有益な善玉菌のことです。ビフィズス菌や乳酸菌、酪酸菌、酵母などのほか、それらを含んだヨーグルトなどの食品をさすこともあります。

善玉菌の中でも、大腸に届きやすい菌と、胃酸や胆汁酸に弱く、大腸に届く前に死んでしまう菌があります。酪酸菌は胃酸の影響を受けにくく、大腸に届きやすい菌です。

また、大腸に生きたまま届きやすく工夫してある乳酸菌やビフィズス菌もプロバイオティクスのひとつで、腸内環境をよい状態に保つために役立ちます。

プロバイオティクスは、治療の際に医師の指針となる「慢性便秘症ガイドライン」の中でも、便秘の治療法のひとつとして推奨されています。

プロバイオティクスを用いたさまざまな研究では、腸を刺激してぜん動運動を促し、腹部症状を悪化させることなく排便回数を増やすとされています。また、便の形状の改善、残便感や不快感、肛門の不快感や痛みなどの自覚症状を軽減させるという報告もあります。

これらの善玉菌は、毎日継続してとり入れることで、効果が高まるといわれています。ただし、その人固有の腸内フローラとの相性もあり、摂取したからといって必ずすみつくとはかぎらず、他の菌に負けてしまうこともあります。とはいえ、死んでしまった菌でも善玉菌のエサになるので、無駄にはなりません。

プロバイオティクスを含む食品には、ヨーグルト、植物由来の乳酸菌を使用したぬか漬け、キムチ、みそ、納豆、大豆加工品、サプリメントなどがあります。

これらの食品やヨーグルトなどを数日以上試してみて、便秘改善などの効果があるようなら続けていくとよいでしょう。

便秘解消に役立つ食品いろいろ

みそ

大豆や麦などを発酵させるプロセスで生まれる「メラノイジン」という成分には、食物繊維と同様の作用があります。血流改善、抗酸化、血糖値の急上昇を抑える働きも。

ヨーグルト

メーカー各社が乳酸菌の種類などを工夫しています。数日続けてとり、自分に合うものを探しましょう。

チーズ

カマンベールなどのナチュラルチーズには、乳酸菌が多く含まれています。

漬物・キムチ

野菜などの素材に食物繊維が含まれ、善玉菌も豊富です。

納豆

大豆オリゴ糖が善玉菌のエサになり、腸内環境を整えます。食物繊維も豊富。

ただし、効果があった1種類のヨーグルトを食べ続けているうちに、次第に効果が薄れてしまうこともあるようです。

腸内環境は個人差があり、同じ人でも日々変わっていくため、同じ食品の効果がいつまでも持続するとはかぎりません。ひとつにこだわらず、さまざまな乳製品や発酵食品などをメニューにとり入れてみてください。楽しむことも大切です。

HEALTH

オリゴ糖で、腸内の水分バランスを整える

オリゴ糖は腸活の味方

便秘の改善に役立つ食品として知られているオリゴ糖は、糖類の一種です。

糖類には、米や小麦に含まれるでんぷん（多糖類）、果物やはちみつに含まれる果糖（単糖類）、砂糖（二糖類）などがあります。

糖の中でいちばん小さい単位は糖が1個だけの単糖類で、代表的なものはブドウ糖と果糖です。それ以上分解されないので、すぐに吸収され、エネルギー源となります。

一方、オリゴ糖のオリゴは「少ない」を意味するギリシャ語で、単糖が少数（2～10個）結合したものをいいます。

ちなみに、単糖がそれ以上結合したものが多糖類、でんぷんです。

オリゴ糖が砂糖や果糖、でんぷんなど他の糖と異なるのは、消化酵素でほとんど分解されず、大腸に到達するまでほとんど吸収されないことです。そして、大腸に届くと、浸透圧の関係で水を引き寄せます。

大腸につまったり停滞したりしている便は、どんどん水分を吸収されてカチカチに硬くなっていきますが、**オリゴ糖が呼び込む水分が便を軟らかくしてくれるため、便秘の解消につながります**。

もうひとつのメリットは、**ビフィズス菌などの善玉菌のエサとなり、その人にすみついて馴染んでいる善玉菌を増やして悪玉菌を抑え、腸内環境をよい状態に保つ作用がある**ことです。

オリゴ糖は、薬局やドラッグストアで市販されていて、比較的安価に入手できます。

便秘改善のためには、1日大さじ1〜2杯を目安にとるとよいでしょう。

砂糖と同じようにコーヒーや紅茶に入れたり、プロバイオティクスのヨーグルトなどと一緒にとったりするほか、料理の味つけに使ってもよいでしょう。甘さは砂糖の約3割程度とひかえめです。

オリゴ糖は砂糖に比べてローカロリー（1gあたり2kcal前後。砂糖の約2分の1）ではありますが、使いすぎには注意してください。また、水あめなどを加えてある製品もあるので、表示を確認しましょう。

オリゴ糖は腸内でビフィズス菌を増やしてくれる

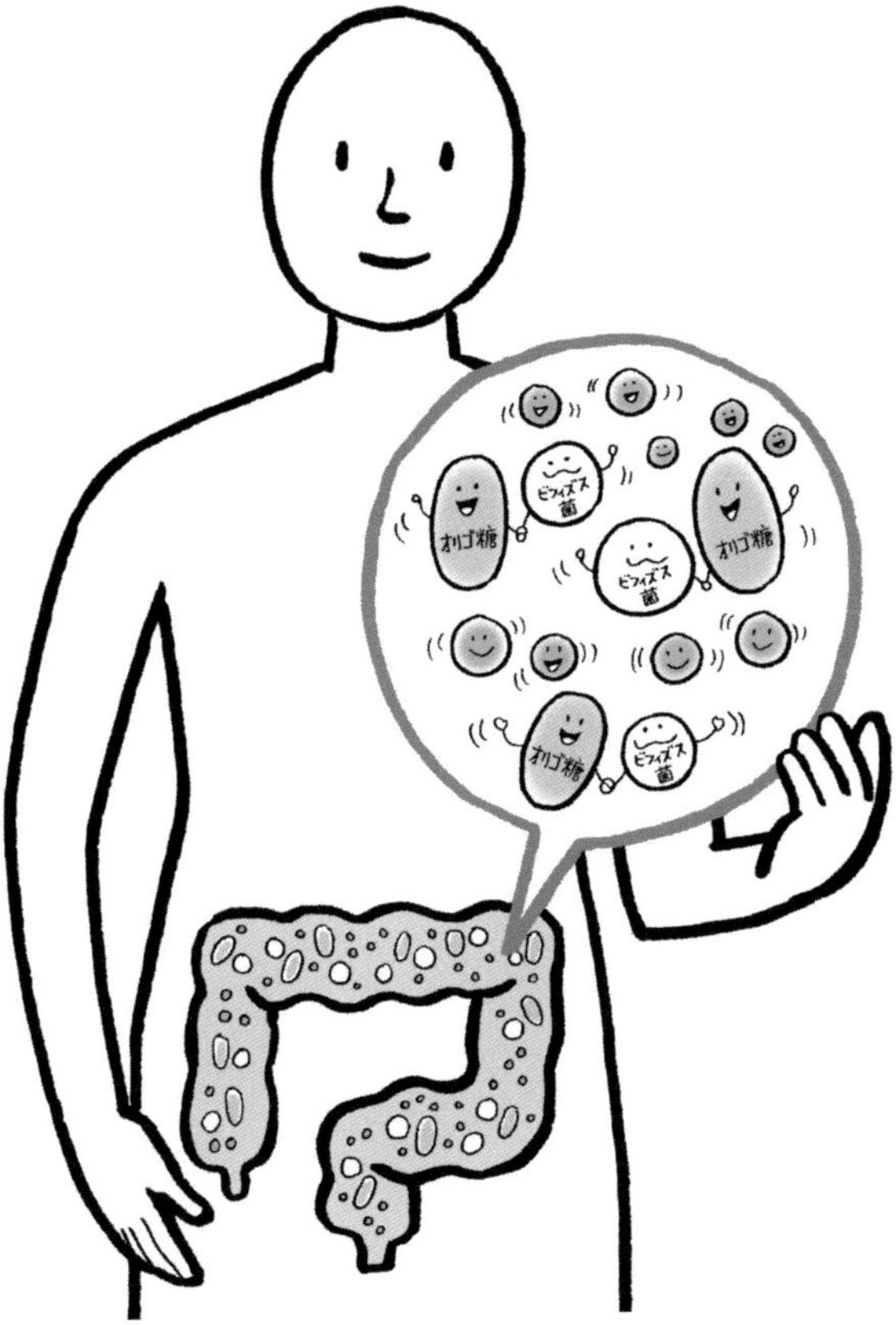

オリゴ糖は１g あたり２kcal（砂糖は１g あたり４kcal）と上品な甘さ。

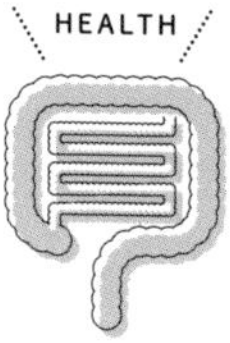

1日1・5ℓの水を何度も分けてこまめに飲む

飲む量とタイミングが大切

便秘を改善するには、適度な水分補給も欠かせません。前述のように、便が大腸で滞っていると、水分が吸収されて、時間がたつほど硬い便になっていきます。摂取する水分が少なければ、便はさらに硬くなってしまいます。

1日に必要な水分の量は、汁物やご飯、料理などの水分も含めて1・5ℓが目安になります。

水分補給で大切なのは、1回に飲む量とタイミングです。まずは、**起床時にコップ1杯の水を飲みましょう**。腸の動きを活発にして便意を誘発するので、朝の排便がスムーズになります。

一度にガブガブ飲むと、吸収しきれないため尿として排せつされてしまうので、**ゆっくりと何度にも分けて飲むことをおすすめします**。

お茶やコーヒーは、水分とはいっても、利尿作用があるので、十分な水分補給には向きません。また、ジュースやスポーツドリンクも、糖分が意外と多いので常用するのは避けたほうが無難です。こまめに水を飲むのが一番です。市販のミネラルウォーターでもよいでしょう。

冬場は水分摂取が少なくなりがちですが、ウォーキングやスポーツの後、入浴後などはとくに水分が不足しやすいので、必ず補給してください。飲酒の際も、アルコールを分解するために大量の水分を必要とするので、同量以上の水を飲むことが大切です。ワインやビールは水代わりという人も、別途水分補給が必要です。

HEALTH

便秘を発症しやすい、人生のターニングポイント

生活の変化が引き金になる

毎朝定期的に排便があったのに、あるときから急に便秘がちになった……そんな経験はありませんか。

「生活の変わり目」の時期は、便秘にはあまり縁のなかった人が便秘を発症するきっかけになります。

●定年退職、ステイホーム

定年退職や、新型コロナウイルス感染症の流行を機に、在宅勤務やリモート授

業など、ステイホーム期間が長く続いたことが便秘の引き金になることもあります。それまで通勤や通学、職場や学校で毎日歩いていた人が、ほとんど歩かなくなるのですから、運動不足から便秘になりやすいのです。

●出産、ダイエット

出産やダイエットが便秘へのターニングポイントになることもあります。大腸を押し上げて支えていた胎児や脂肪などのおなかの中身が減るので、大腸が一気に落ち込んで落下腸が進行し、便秘がひどくなる例もしばしばみられます。

女性では、妊娠や生理の前後など、ホルモンバランスが変わるときも便秘しやすくなります。また、ダイエットの結果、腹筋が衰えると、大腸のぜん動運動を弱め、便秘の悪化を招きます。

●転職、引っ越し

転職や引っ越し、子どもの進学など、環境の変化によって便秘が引き起こされることもあります。周囲の環境が変わり、新しい環境になれるまでは、多かれ少なかれストレスにさらされます。ストレスによって便秘になることもありますし、便秘や下痢を繰り返す「過敏性腸症候群（ＩＢＳ）」になる人も少なくありません。

●スポーツやジム通いの中断

ねじれ腸の人は、運動量が減ったときに便秘が悪化しやすくなります。それまで続けていたテニスやゴルフなどのスポーツやジム通い、ダンス教室やピラティスなどを中断したり、やめたりしたときは便秘悪化の危険度が急上昇。ラジオ体操など、やめたスポーツの代わりになるような運動を、暮らしの合間に意識的にとり入れてください。

コロナ禍では秋ごろから、コロナに関連した社会的ストレスによる便秘が多くみられました。スポーツジムに通えなくなったことで便秘を悪くした人も目立ちました。

お尻は、生活の変化に敏感

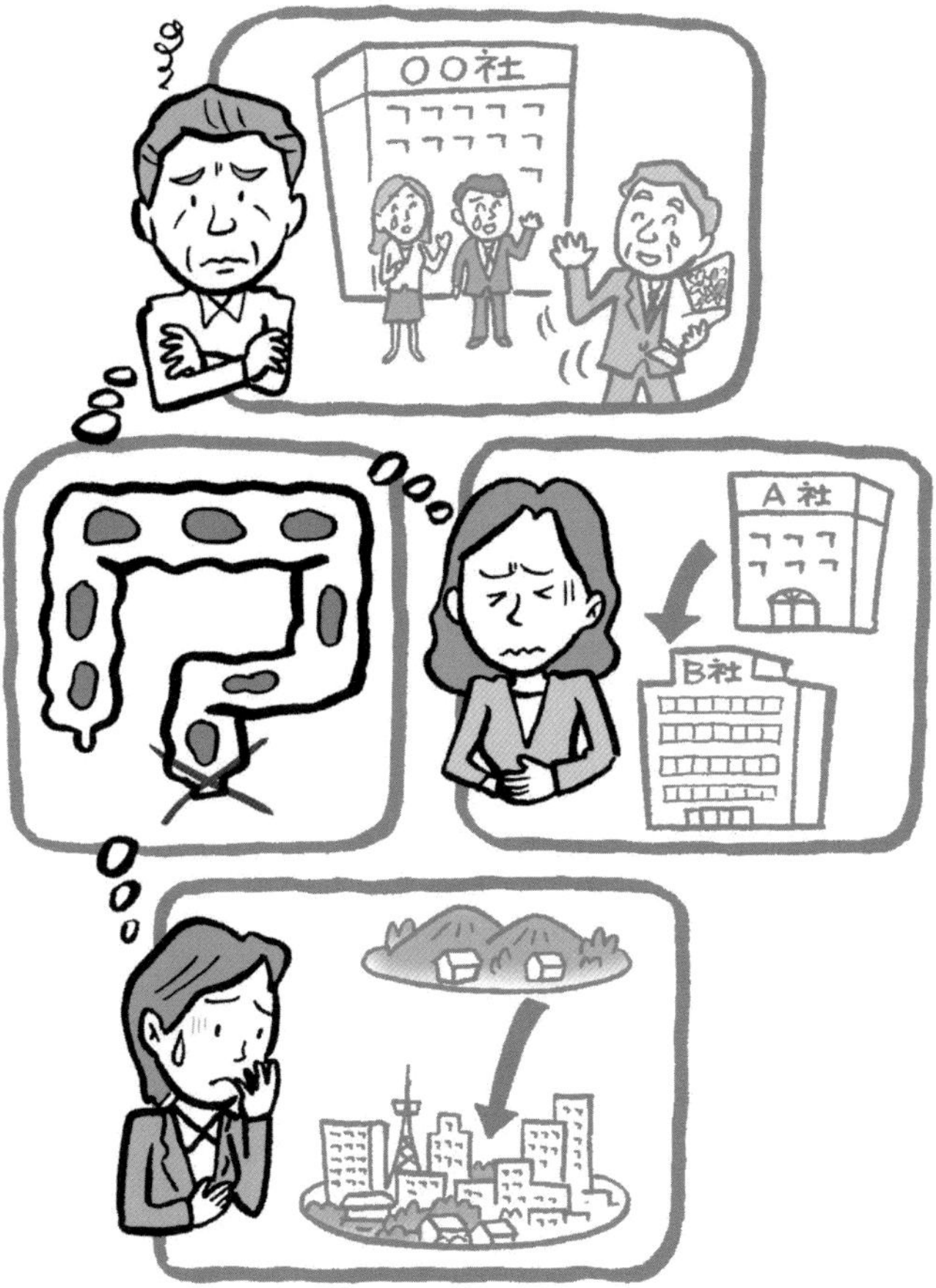

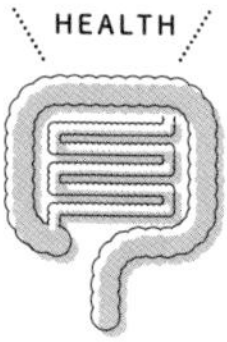

自律訓練法のすすめ

上手にストレスを解消する

腸の運動や便通には自律神経の働きが深く関わっています。自律神経の不調があると、便秘を招きやすくなります。

自律神経の不調はストレスから起こります。ストレスが便秘を引き起こし、また、便秘がストレスの原因となり、負の連鎖になってしまいます。

過剰なストレスが加わると、ストレスに対抗するために、心拍数や血圧が高くなるなど、体が無意識のうちに反応します。多少のストレスがあっても、リラックスしてストレスを緩和する機会があり、緊張と弛緩のバランスがとれていればよいのですが、ストレスだけを感じる時間が長くなると、心のみならず、体にも反応が出てくるのです。

これは自律神経によって自動的に起こる反応で、自分ではコントロールできません。

自律神経には、心や体を緊張させたり、はっぱをかけたりするアクセル役の「交感神経」と、リラックスさせたり、ゆるませたり休ませたりするブレーキ役の「副交感神経」があり、連携しながら働いています。

腸のぜん動運動や排便機能は、リラックス役の副交感神経が支配しており、副交感神経がうまく働いているとスムーズになります。

ところが、ストレスが続くときには、交感神経が優位になり、心も体も緊張して、不眠や便秘になりやすくなるのです。

仕事や家事、育児などで忙しいときや、病気のとき、季節の変わり目、天候不順などでストレスを感じているときにも自律神経が影響を受けて緊張と弛緩のバランスが崩れ、便秘になりやすくなります。

便秘には腸の形によるものをはじめとして、いろいろな原因がありますが、「けいれん性便秘」と言われる、ストレスで便の量が減ったり硬くなる体質もあります。ストレスに上手に対処することも解決策のひとつになります。

ストレス対処法のひとつとして、自律訓練法をご紹介しましょう。

自律訓練法は、自己暗示による、一種のリラクセーションです。1日のうちでゆったりできる時間を見つけて行うと、心と体がリラックスできます。

まず、静かな場所で、体を締めつけるものを取り、リラックスした状態で、「手足が重たい」「手足が温かい」などと心の中で唱え、実際にそう感じるようになるまでゆったりと待ちます。

自分で、手足を重くしたり温めたりしてはいけません。「温かく感じる」「重く感じる」ようになるのを待つ、受け身の姿勢、待つ姿勢でいることがポイントです。

次ページから自律訓練法の一部をご紹介しています。これを参考にして、①「手足が重たい」↓②「手足が温かい」↓③「心臓が静かに動いている」↓④「呼吸が楽になっている」↓⑤「おなかが温かい」↓⑥「額が涼しい」という6つのステップのすべてを行うとより深くリラックスできます。

最初はなかなか唱えたように感じられないかもしれませんが、何度も繰り返していくと心拍数や血圧が下がり、呼吸がおだやかになるなど、緊張がほぐれた状態を実感できるようになります。

1日1回でも続けてみてはいかがでしょうか。

なお、自律訓練法のほかに、近年注目されているマインドフルネスなどのストレス対処法を試してみるのもよいでしょう。

自律訓練法のやり方

1　まず準備！

気持ちが落ち着く静かな場所で行う。体を締めつける服やベルト、気が散る原因になるものを取り除き、心も体もリラックスできる状態に。

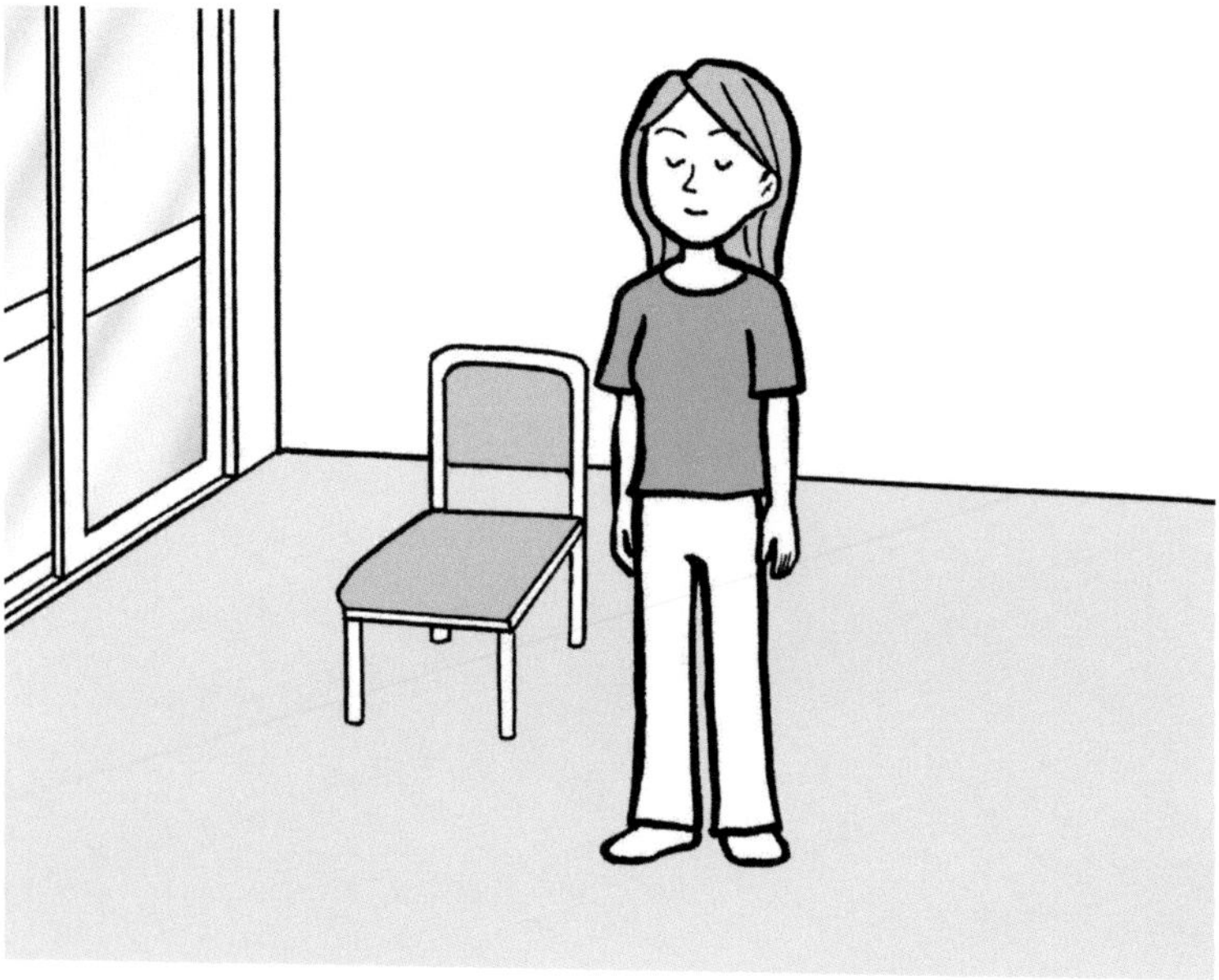

2　ゆっくり呼吸しながら気持ちを落ち着かせる

目を閉じてゆっくりと深い呼吸を繰り返す。ゆったりとしてきたら、心の中で「気持ちが落ち着いている」と数回唱える。

いすに座って

いすに深く腰かけ、背もたれに背中を軽くつけ、手をひざにのせる。もたれすぎたり、腰をそらしたりしないように注意して。

手はひざの上にのせる
床に足の裏をつけ
肩幅くらいに開く

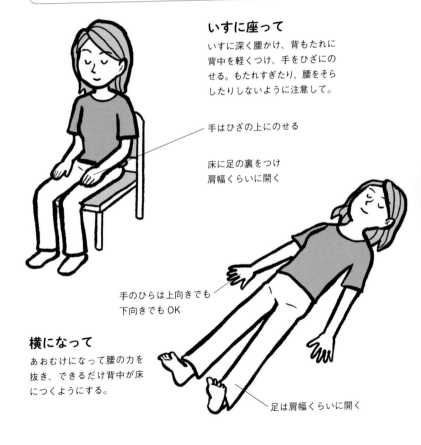

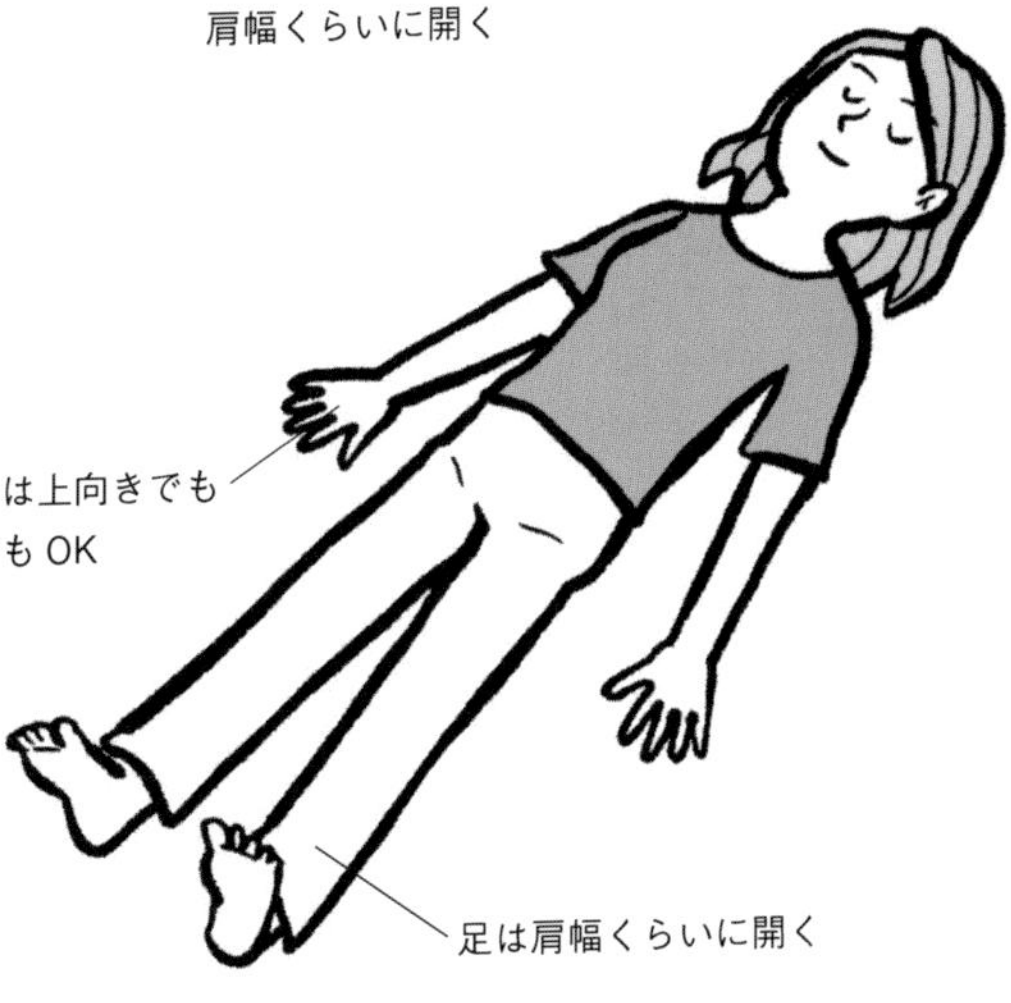

横になって

あおむけになって腰の力を抜き、できるだけ背中が床につくようにする。

3　手足の重さを感じる

右手に意識を向け、「右手が重たい」と心の中で唱え、重くなるのを待つ。次に「左手が重たい」「右足が重たい」「左足が重たい」と順番に唱えて、進む。手足に力を入れて重くしないように注意して。十分にリラックスすると、自然と「手足が重たい」と感じられるようになってくる。

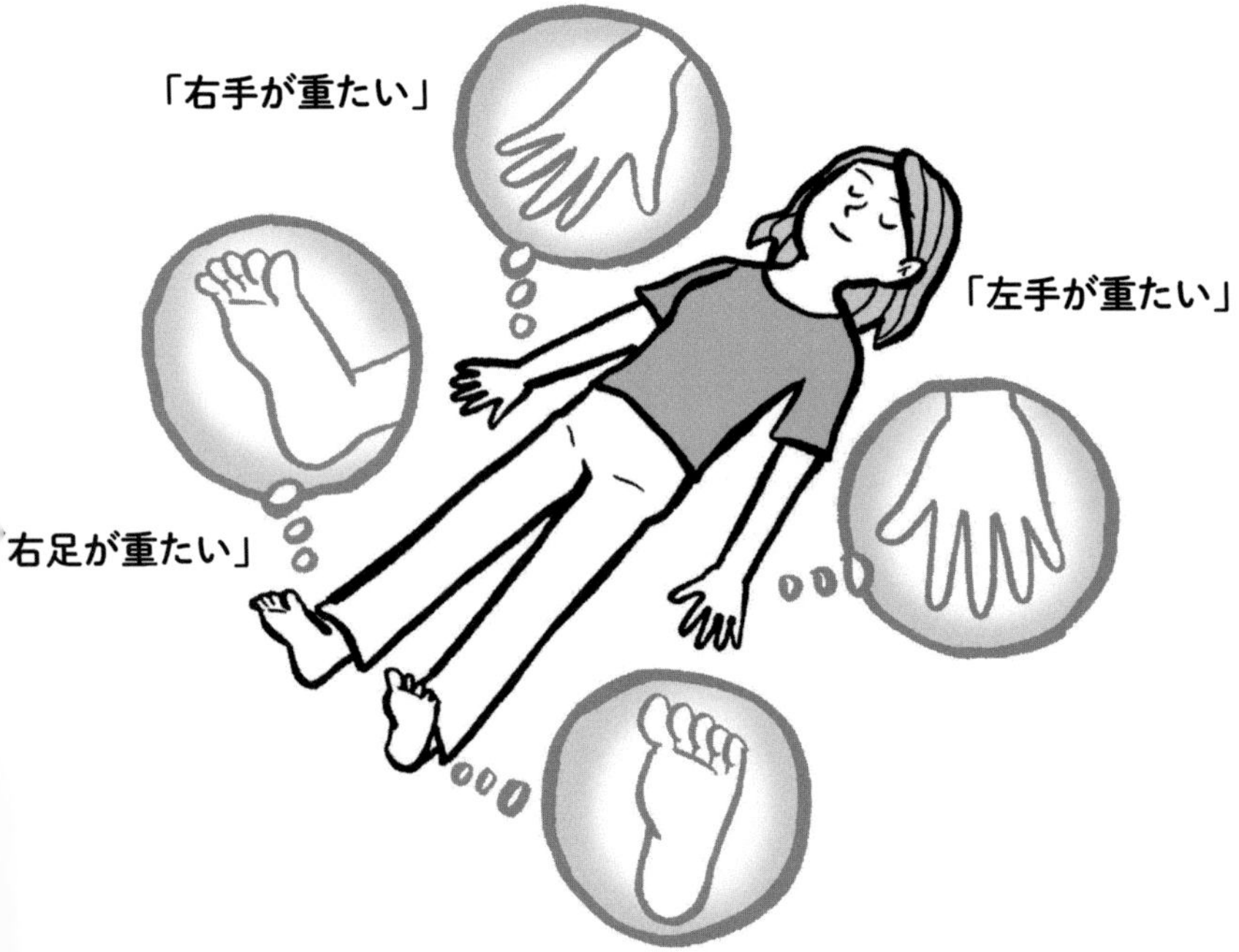
「右手が重たい」
「左手が重たい」
右足が重たい」
「左足が重たい」

4　手足の温かさを感じる

3と同様に、「右手が温かい」「左手が温かい」「右足が温かい」「左足が温かい」と順に唱える。リラックスすると手足が温かく感じられるようになる。

5　心臓、呼吸、おなか、額に、同様に意識を集中させる

3、4と同様に、「心臓が静かに動いている」「呼吸がラクになっている」「おなかが温かい」「額が涼しい」とそれぞれの場所に意識を集中させてながら、順番に唱える。慣れてくると、深いリラックス効果が得られるようになる。

6　消去動作

自律訓練法でリラックスした後に、急に立ちあがるとふらついたりすることがある。動き出す前に、消去動作を行い、リセットする。ただし、睡眠前なら消去動作なしで、そのまま眠ってOK。

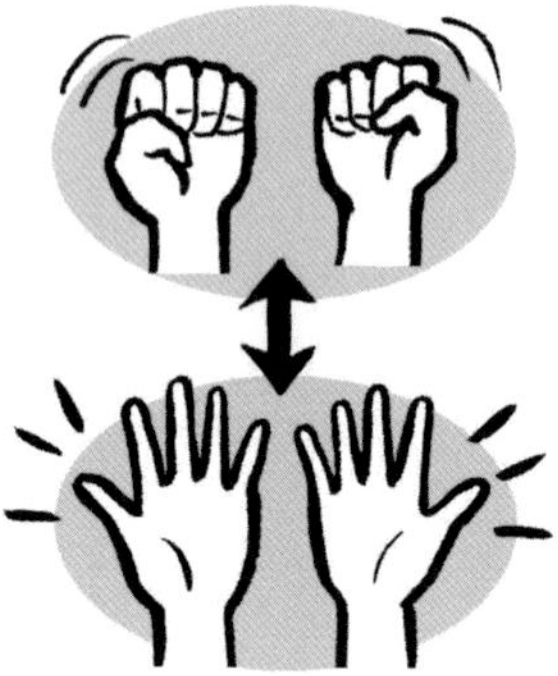

両手を開いたり
閉じたりする

腕の曲げ伸ばしや伸びをする

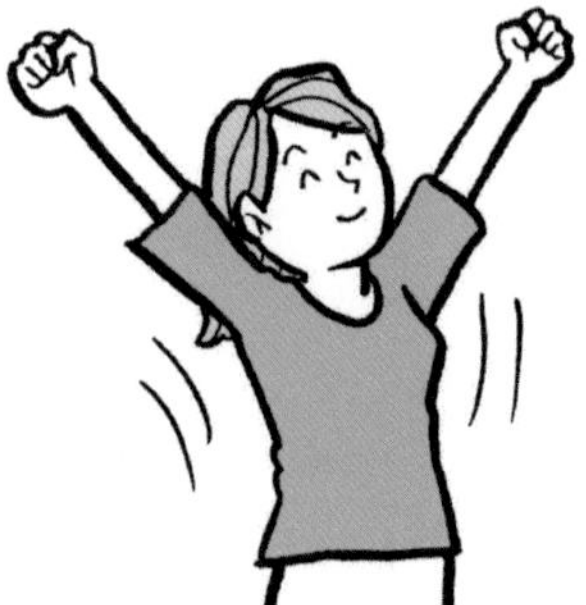

深呼吸をする

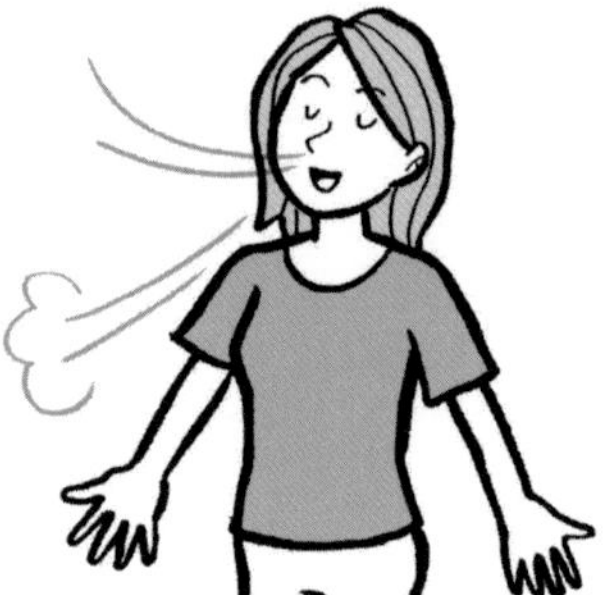

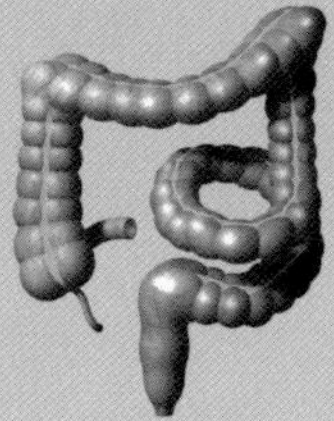

5章

そもそも、便秘というものは

HEALTH

そもそも、便秘って何？

「毎日出ないと便秘」は大誤解！

ここまで、腸の形が原因となっている便秘を中心に見てきました。

少し話がかたくなりますが、ここで「そもそも便秘って何？」ということに触れてみたいと思います。

「便が毎朝出ないと便秘なのかしら？」

という素朴な疑問をお持ちの方も多いのではないでしょうか。医療に従事する人ですら「毎日出ないと便秘だ」と思っている方がいらっしゃいます。

というのも、従来、日本で便秘治療を行うときには「毎日排便がないと便秘」と考え、刺激性下剤を使って「毎日出そうとしていた」のです。

でも、それは大きな誤解、思い込みです。出すべきものは出す必要がありますが、「毎朝」でなくても全然かまわないのです。

毎日排便がなくても、すっきり出せて、おなかが張るなどの不快感がなければ、それ以上出す必要はありません。

便が出なくて困っている人の中にも、もともと3日に1回とか、1週間に1回しか排便しなくてもよい人もいます。信じられないかもしれませんが、ウソのような本当の話。もともとそういう体質なので、治療の必要はまったくないのです。

排便回数は、食べるものや食べる量、その人の体質、そのときのコンディションなどの条件によって大きく変化します。また、食べる量が少なければ便の材料も少なくなり、排便回数も減ります。出すべきものを快適に出せていれば、毎日出す必要などないのです。

従来の日本の便秘治療は、ガラパゴスだった⁉

毎日排便させることが便秘治療であるかのような大間違いの誤解が生まれたのは、次のようなわけがあります。

患者さんが非常に多く、じつは治療が難しい便秘という疾患に対して、日本では、医師が治療指針とするガイドラインがつい最近まで存在せず、系統だった研究も深められずに、下剤にたよった経験的治療が当然のごとく行われていたのです。そもそも医師自体が「便秘」を学ぶ機会がなかったのです。

日本の便秘治療は、海外と比べるとまさにガラパゴス状態でした。

2017年に便秘治療のガイドラインが登場

患者さんが多く治療も難しい「慢性便秘症」（162ページ参照）に対して、日本でもようやく2017年に、『慢性便秘症診療ガイドライン』（南江堂刊）が登場しました。著者も参加した日本消化器学会の「慢性便秘の診断・治療研究会」がまとめたものです。

ここには、慢性便秘の診断基準や検査方法、病態分類などが国際基準に合わせて記載されています。また、治療法や治療薬などをエビデンス（科学的根拠）に基づいてランクづけしているので、医師が治療法を選択する際の的確な手がかりとなります。

これまで経験的に行われていた慢性便秘症の診断と治療選択が、ガイドラインの登場で、エビデンスに基づいた科学的なものに変わっていくはずです。

慢性便秘とは、便を十分、快適に出せない状態

ここで、「そもそも便秘って何？」という問いに立ち返ってみましょう。

2017年にできた『慢性便秘症診療ガイドライン』では、**「慢性便秘とは、本来体外に排出すべき糞便を十分量かつ快適に排出できない状態」**と定義しています。

また、ガイドラインの慢性便秘の診断基準では、「①硬い便、②排出困難、③残便感、④排便回数が週3回未満」のうち2項目以上を満たすものが治療対象とされています。

出すべきものを十分に快適に排便できていれば、便秘ではないのです。

排便回数だけでなく、排出困難や、残便感などの症状があって初めて「慢性便秘症」の治療が必要になる、というわけです。便の回数が少ないこと以外に症状がなければ対処しなくてよいということになります。

一般の方が、自分は本当に便秘なのかどうかをチェックするには、無症状のと

きと比べて変化があるかどうかをみてください。変化がなければ、便が毎日出ていなくても問題はありません。

変化があると感じたら、便秘の症状がなかったときと比べながら、次の項目をチェックしてください。

□便が硬くなっている
□便の回数や量が明らかに違っている
□肛門で便が出にくい
□排便に時間がかかる
□残便感がある

これらの症状がある場合は、排せつルートになんらかの異常が起きている可能性があります。3章、4章でご紹介したマッサージや生活改善を行っても症状が消えないときには、医療機関を受診しましょう。

HEALTH

便秘患者は女性に多い

女性ホルモンやダイエットの影響も

便秘の患者さんはいったいどのくらいいるのでしょうか。

２０１６年のインターネット調査では、「自分を便秘だと思っている人は、成人の28・４％」という結果が出ました。**成人の３～４人にひとりが便秘に悩んでいる**ということになります。

同じ年の国民生活基礎調査によると、男性に比べて女性ではさらに高い有病率を示しています。

とくに10代後半の思春期以降は、女性に便秘の訴えが非常に多くなります。20～30代では女性の便秘は男性の約4～5倍、10代および40～50代では約3倍にものぼります。

若年世代の女性に便秘が多いのは、腸管運動に大きな影響を与える女性ホルモンの変化やダイエットの影響、男性に比べて運動量が少ないことなどが関係していると考えられます。

一方、男性の便秘は60代から急増します。加齢によって便秘が増えるのは、定年退職など仕事をめぐる変化、運動量の減少、併存疾患、食事の変化などの環境の変化が関わっていると推測できます。

なお、80歳以上では、便秘の有病者は男女ともに増え、男女差はなくなります。

コラム

女性は、月経前の2週間に便秘になりやすい！

女性に便秘が多い要因のひとつが女性ホルモンとの関係です。女性ホルモンには、卵胞ホルモン（エストロゲン）と、黄体ホルモン（プロゲステロン）という2つのホルモンがあります。この2つのホルモンが、月経や排卵のサイクルに合わせて大きく変化しています。

排卵前には卵胞ホルモンの分泌が多くなって排卵を促し、排卵後は黄体ホルモンの分泌量が多くなり、子宮内を整えます。

女性ホルモンのうち、黄体ホルモンには腸の運動を抑える作用があるので、月経前のほぼ2週間は便秘になりやすくなります。

このように、女性ホルモンの変化によっても便秘が起こりやすくなるため、初潮後の15～19歳以降に女性の便秘が急増するのです。

とはいえ、月経前の一次的な便秘は、つらいときに週2回程度であれば、刺激性下剤や浣腸を使って腸のリセットをすることは問題ありません。

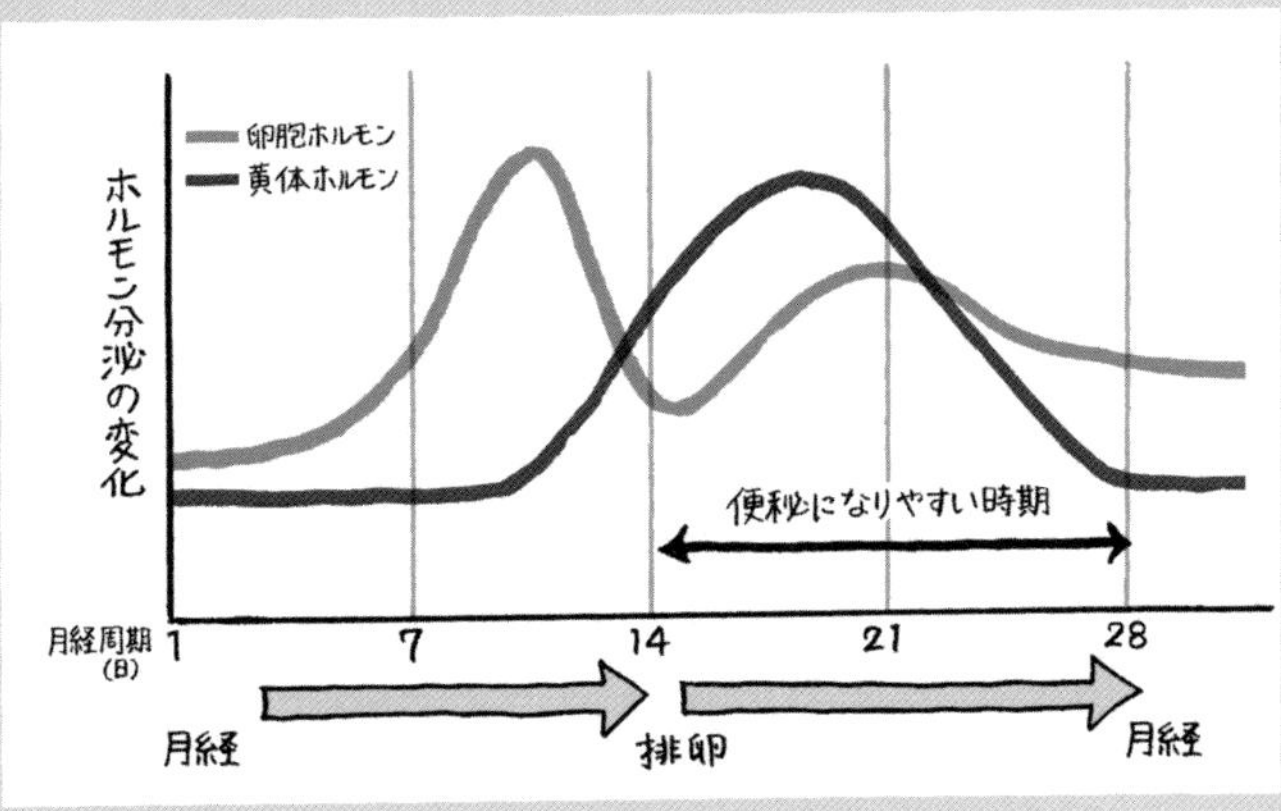

HEALTH

便は、どんなルートで作られる？

ねじれ腸、落下腸のところでも触れましたが、食べたものが便になるまで、どんなルートを通っているのか、順を追って少しくわしくみていきましょう。

① 口→食べ物と唾液を混ぜて飲み込む

食べ物を口に入れて噛むと、唾液が出てきます。唾液には消化酵素のアミラーゼが含まれ、噛み砕いた食物と混じり合い、消化の第一歩が始まります。

② 胃→胃酸と混ざりドロドロに

飲み込んだ食べ物は、食道を通って胃に運ばれます。胃の働きによって食べ物が胃酸と混ぜられ、砕かれてドロドロの状態になりますが、じつは消化はあまり進みません。

胃は、食べ物をためる袋としての役割が大きく、消化しやすいように少しずつ腸へと送り出しています。

③ 十二指腸・小腸へ→本格的に消化・吸収

胃から送り出された食べ物は、小腸の入り口＝十二指腸で、胆汁、すい液と混合され、本格的に消化が進みます。

胆汁に含まれる胆汁酸は、脂肪を乳化して消化吸収を助けます。

すい液には、消化酵素が含まれていて、糖質、脂質、たんぱく質を分解します。

これらの消化酵素のおかげで、食べたものはより細かい成分に分解され、小腸を通過するときに必要な栄養素が吸収されます。

小腸では、水分も吸収されます。1日に口から摂取する水分は約2ℓですが、唾液、胃液、すい液、胆汁などの消化液が7ℓ分加わり、約9ℓの水分が小腸に流れ込みます。

小腸では、電解質（ナトリウム、カリウムなど）の取り込みと分泌、糖類・アミノ酸の吸収などが行われます。このときに7～8ℓの水分も吸収され（小腸の水分吸収能力は、約16ℓ）、2ℓ弱の水分が大腸へと送られます。

④ 大腸↓残りカスから水分を吸収して便をつくる

小腸で栄養素を吸収された食べ物の残りカスと水分の混合体が大腸にやってきます。これが便の材料になり上行結腸↓横行結腸↓下行結腸へと、移動していきます。

大腸の入り口では、水分が多く含まれたドロドロ状態ですが、大腸を通過する途中の横行結腸で、残りの電解質と大部分の水分が吸収され、約100㎖の水分が残ります（大腸の最大水分吸収能力は4〜5ℓ程度）。

大腸は、内容物を先に進めたり、逆行させたりする運動をして、水分を吸収していきます。ドロドロのカスから水分が奪われて、固まった便となります。

⑤ カスの排出⬇排便

S状結腸→直腸→肛門、と進みます。S状結腸から直腸に便を送るためのぜん動運動は、1日に数回程度しか起こりません。これは大腸の他の部分と異なる特徴です。

便が直腸に入ってくると、直腸肛門反射が起こります。肛門の内側にある内括約筋がゆるみ、外側にある外括約筋が収縮して、排便OKの準備ができます。直腸の壁が伸び、その情報が脳に伝わり、「排便せよ！」との指令が出て、便意を感じます。

排便時には、外肛門括約筋と肛門挙筋がゆるみ、腹筋と横隔膜の収縮で腹圧が上昇。ひざを抱え込む姿勢で、肛門をロックしていた直腸肛門角がゆるみます。骨盤底が下がって、肛門管と肛門が開き、排便に至ります。

排せつルートに異常はないか？

便秘や下痢になっているとすれば、ここまでのルートに何か異常が起こっているサインです。先に触れたように、腸の形の特徴によって腸管が狭くなったり、通りにくくなったりしているのかもしれません。あるいは腸の動きの異常や消化液の分泌や働きの異常、なんらかの病気による腸管の狭窄や直腸・肛門の機能や形態の異常など、いろいろな可能性が考えられます。

たかが便秘、されど便秘。原因はひとつではなく、腸の形のほかにも、さまざまな原因があるのです（次項参照）。

コラム

次の食事が、大腸の便を進める青信号になる

大腸の中で便が一時停止しているとき、次の食事が便を先に進める青信号になります。これを「胃腸反射」といいます。

胃の中に食べ物が入ってくると、小腸にある内容物が、その先の盲腸・上行結腸に移動する量が増えます。すると、胆のうから分泌された胆汁が大腸に入ってきます。胆汁酸は、体内下剤とも呼ばれており、ぜん動運動を起こし、便が先に進むのです。

この胃腸反射によって腸が動くのは、食後の2時間ほどです。便が肛門近くのS状結腸に届くと、ぜん動運動がストップし、一定量がたまるまで留め置かれます。

HEALTH

便秘は、体質×生活習慣

原因はひとつではない

前項でみてきたように、食べてから排便するまでの消化管ルートになんらかの問題があると、便秘になってしまいます。また、ルートそのものに問題がなくても、環境や生活リズムの乱れが、腸管の動きや排便リズムに影響を与えてしまうこともあります。便秘のメカニズムはひとつではなく、原因がいくつか重なっていることも多いのです。

たとえば、本書で中心的に扱ってきたねじれ腸や落下腸など、体質的、遺伝的に腸の形態に問題があれば、便がどこかでつまったり停滞したりします。

水分や食物繊維の摂取量が少なくて、便がカチカチに硬くなれば、曲がりくねった腸を通過しにくくなります。

なんらかの病気や、生活習慣の乱れ、ストレスなどで自律神経のバランスが崩れると、自律神経に支配されている腸の動きが不安定になって、便秘につながります。

長期間、刺激性下剤を使い続けていると、腸が疲れて拡張したままになり、腸の運動が低下してしまいます。

ストレスで腸がけいれんする体質の人では、忙しいと便が出なくなります。

また、直腸に便がおりてきたとき、通常は「直腸肛門反射」によって便意が起こりますが、便意を我慢することが続くと、直腸に便が流入しても便意を感じなくなってしまいます。

このように、便秘は「体質×生活習慣」で起こるのです。

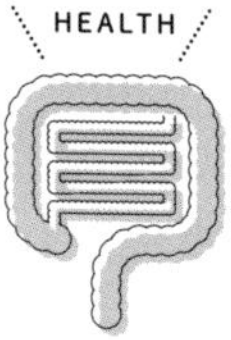

急性便秘と慢性便秘

症状が続く期間で決まる

便秘には、症状が出始めてから6カ月未満の「急性便秘」と、6カ月以上の「慢性便秘」があります。

●急性便秘

急性便秘には、大腸やおなかのがん、結腸腹腔内癒着、結腸軸捻転症、内ヘルニアなどの病気による「器質性便秘」と、環境の変化などによる一過性の便秘や、急性偽性腸閉塞などの「機能性便秘」があります。

前記のように急性便秘には放置してはいけない場合もあるので、明らかな環境変化の場合を除いては、医療機関を受診してください。

●慢性便秘

慢性便秘には、大腸と大腸周辺の病気による「器質性のタイプ」と、各器官の働きの異常による「機能性のタイプ」があります。

慢性便秘の「器質性のタイプ」には、大腸が狭くなることで起こる狭窄性の便秘と、狭窄と関係なく起きて排便回数が少なくなる便秘、排出が困難な便秘があります。

狭窄性の便秘の原因となる病気は、大腸がんやクローン病、虚血性大腸炎などです。狭窄がなく、排便回数が減少する代表的な病気は、巨大結腸です。排出困難な便秘の原因としては、直腸瘤、直腸重積、巨大直腸などがあります。

慢性便秘の「機能性のタイプ」には、原因がはっきりしない特発性便秘、便秘型過敏性腸症候群（ＩＢＳ）、代謝・内分泌疾患、神経・筋疾患、膠原病《こうげんびょう》によって起きる症候性便秘、向精神薬や抗コリン薬、オピオイド系の薬剤などの副作用で起きる薬剤性便秘があります。

これらの機能性便秘について、ガイドラインでは、大腸を通過する時間の長短によって「大腸通過遅延型」と「大腸通過正常型」に分けて考えることになっています。

なお、便意があっても何度も我慢しているうちに直腸の感覚が低下して便意がなくなる「直腸性便秘」や、直腸や肛門機能障害、骨盤底筋協調運動障害などは「機能性便排出障害」と分類されています。

コラム

子どもの便秘は、便意を我慢することで起こる

6歳までの子どもの便秘の多くは、直腸まで便がおりてきているのに排出できない「直腸性便秘」です。

便を出しにくい子どもは排便のたびに痛むので、便を我慢するようになります。すると直腸の感覚が鈍くなって便意を感じなくなり、便秘になってしまうのです。

この場合は、直腸にたまった便のかたまりを浣腸などで排出させ、その後は、ポリエチレングリコール製剤やオリゴ糖、酸化マグネシウム製剤の内服で便を軟らかくし、排便しやすいポーズ（108ページ）を教えて、食後の排便習慣をつけていきます。

排便できたらほめて、便秘から卒業させてあげましょう。

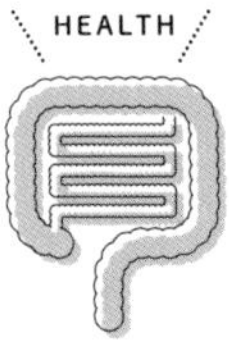

便秘症がないと、生存率が高い

10年後の生存率を比較

慢性便秘になると、寿命が短くなるのでしょうか？

慢性便秘が生存率に与える影響について調べた海外の研究があります。

「便秘症があるグループ」と、「便秘症がないグループ」を追跡して比較してみたのです。追跡10年目の推定生存率は、「便秘症があるグループ」では73％、便秘症のないグループでは、85％でした。便秘症のグループでは、有意に生存率が低いという結果になったのです。

そもそも生活習慣がよい、健康な人に便秘は少ないですし、便秘症のグループには、生活習慣の乱れや健康状態がよくない人が含まれていたために、生存率が低くなったとも考えられます。ともあれ、便秘症でないほうが生存率は高いのですから、生活習慣病としての便秘は改善すべきでしょう。

便秘は脳卒中や心筋梗塞のリスクになる

東北大学では、「排便頻度」と「心筋梗塞などの循環器系の病気」と「脳卒中などの脳血管性の病気」の死亡リスクについての研究が行われました（1994年）。排便頻度の低いグループでは、循環器系、脳血管系、どちらの死亡リスクも増加したと報告されています。この結果から、便秘が心筋梗塞や脳卒中などの重大な血管障害に関わっている可能性が指摘されました。ただ、排便でいきむことによる脳出血が原因であるという説は否定されています。

やはり、便秘の対策と同時に生活習慣の改善が必要だと示された研究だといえます。

HEALTH

原因からみた便秘の種類と対処法

慢性便秘は体質×生活習慣

慢性便秘は、体質や生活習慣が大きく関わり、さらにプラスアルファのいろいろな原因によって起こります。

私は慢性便秘の種類を原因別に次のように分けて、治療の必要性や薬剤の選択などを考えています（便秘以外の病気やその治療薬の副作用で起こる二次性便秘は除く）。

①「けいれん性便秘」

体質的にストレスがかかると、大腸がけいれんして動かなくなる体質で起こる便秘です。

大腸のひだが同じ場所で収縮（けいれん）し、便を押し出す運動をしなくなるので、便がひだとひだの間で停滞します。水分はどんどん吸収され、ウサギのふんのようにコロコロとした硬い便になるのが特徴です。便が大腸を通過する時間が長いので「大腸通過遅延型」の便秘に分類されます。


このタイプでは、普段は排便があるのに、旅行や避難所での長期滞在などがストレスになり、１週間～10日以上も排便がないケースもあります。

通常なら命に関わりますが、このタイプの人は、もともと便の量が少ない人が多く、無理に出さなくても大丈夫なのです。言い換えると災害や疫病でトイレに行きにくいときにも強い「いい体質」だといえるでしょう。

なお、腹痛を伴う便秘型の過敏性腸症候群（便秘型ＩＢＳ）の一部もこのタイプに含まれます（１７６ページ参照）。

●対処法

ストレスがなくなると排便が復活することが多いので、不快感がなければストレス解消を心がけるだけでOKです。便回数を気にすることはありません。

ただし、痛みがあったりおなかが張ったりする場合や、高齢者などでは、酸化マグネシウムなどの浸透圧性下剤で便を軟らかくして排出させます。新しい便秘治療薬（上皮機能変容薬）も有効です。

その後は、ストレスを減らす生活をしていきましょう。

②ねじれ腸、落下腸などの「腸管形態異常型便秘」

本書で解説している「ねじれ腸」や「落下腸」による便秘がこれ。

体質的な腸の形の問題に、運動不足などが関係して起こる便秘で、腹痛を伴います。

●対処法

多くの場合、生活習慣を改善して、ひねる運動やラジオ体操などで運動量を増やしたり、本書で紹介している快うんマッサージを朝晩行ったりして大腸をゆらすことで便の通りがよくなり、改善されます。

「便秘をきっかけに生活習慣を改善する」意識が大切です。

③「直腸性便秘」

直腸が鈍感になり、便意を感じなくなるために起こる便秘です。

原因は、便意を我慢してしまうことです。勤務先や学校で排便するのが恥ずかしいとか、朝急いでいてトイレにゆっくり座っている時間がない、といった理由で、何度も我慢を繰り返すと、直腸の知覚が鈍くなり、便意を感じなくなります。すると、排便の指令を出す大脳に便意のサインが届かないため、直腸にどんどん便がたまってきて、さらに排便しにくい状態になっていきます。

●対処法

浣腸などを使っていったん完全に便を出し、直腸を空にします。子どもや高齢者の場合は、ポリエチレングリコール製剤やオリゴ糖、酸化マグネシウム製剤を内服し、便を軟らかくして排便を促すこともあります。

その後は毎日、朝食後か夕食後、大腸の動きが活発になる時間帯に3分くらいトイレに座り、排便習慣をつけます。直腸の感覚は1~2週間で戻ってきて、便意を感じるようになります。便意を感じたら我慢せず、時間をおかずにすぐさまトイレに行きましょう。便を出しにくい構造のお尻の人も多いため、足台をもちいて「考える人」のポーズで排便するようにするとよいでしょう。

④排出障害性便秘（骨盤底筋協調運動障害）

直腸まで便が来ているのに、骨盤底筋の働きが悪くなって排出できないために起こる便秘です。

骨盤底筋とは、文字どおり骨盤の底にある筋肉の束のことで、骨盤の中におさまっている臓器を支えたり、排せつのコントロールをしたりする役割を果たしています。

直腸まで便が来ているのに便を出せない点は③と同じですが、こちらは、便を排出するための筋肉が適切に働かないことが原因になっています。

硬い便の排出時の痛みや不快感を避けるために括約筋が収縮して排便を抑えようとしたり、高齢になって筋力が衰えたり、いきむための姿勢をとりにくくなったりすることも関係します。

このタイプの便秘は高齢者に多く、加齢に伴い男女ともに増加します。

●対処法

このタイプの便秘の人は、専門の病院やクリニック（肛門科）で、バイオフィードバック療法（コンピュータやセンサーを使って、骨盤底の筋肉の締まり具合を確認しながら訓練する治療法）などを行い、骨盤底筋のコントロール力を回復させるとよいでしょう。

肛門を締めたりゆるめたりする「骨盤底筋体操」を行うのも効果的です。

⑤弛緩《しかん》性便秘

刺激性下剤の連用で腸が弛緩して起こる便秘で、「下剤性腸症」とも言われます。ダイオウ、センナ、アロエなどの刺激性下剤（アントラキノン誘導体）は、大腸の神経を刺激して、強制的に便を排出させる薬です。

私たちが排便するときは、横行結腸の中央あたりから直腸までの便を出すのですが、刺激性下剤は、大腸全部を動かして、大腸全部にある便を出そうとするのです。まだ、消化・吸収が行われている途中の「明日の便」「明後日の便」まで出そうとします。

これらの下剤を使うと便がどっさり、たっぷり出てくるので、「効果が高い」と思っている人も多いのですが、長く使っていると、大腸はつねに刺激され続けて疲れ果て、大腸の神経にまでダメージがおよびます。そして、大腸の動きが弛緩して、自力で排便する力を失ってしまい、やがて、薬の量を増やしても効果が得られなくなってしまいます。

●対処法

刺激性下剤をすべてやめると、本当に排便できなくなることがあるので、まずは、週に2~3回にとどめます。

生活習慣を改善し、運動とバランスのよい食事を続けて、酸化マグネシウムなどの習慣性のない下剤に変えたり、オリゴ糖やプロバイオティクスをとったりするのもよいでしょう。

コラム

ストレス性のコロコロ便秘が増えている！

ストレスで起こる「けいれん性便秘」では、コロコロ便になるのが特徴です。気候変動や災害、疫病が見られるようになった現在、このようなストレス性のコロコロ便秘が増えています。

ストレスを感じると大腸をけいれんさせることにより便を圧縮して排便回数を減らす体質です。場合によっては数週間排便がなくてもおなかが張らないことがあります。便が高度に圧縮された結果、コロコロ便秘になってしまいます。

よく知られるのは、「平日出ないけど休日出る」「旅行中は全く排便がないけど帰宅すると排便がある」のパターンです。まじめな男性が定年退職した後にも、このような便秘になるケースが目立ちます。平日、定期的に通勤していたときには、すっきり排便できていたのに、退職後、生活の大部分を占めていた仕事がなくなって毎日自宅で過ごすことがストレスになり、便秘につながってしまうのです。運動不足も身体的ストレスとして便秘に拍車をかけます。

また、このところの新型コロナウイルス感染症自体もさることながら、その対策として急速に広がりをみせているステイホームやリモートワーク、テレワークなど、新しい生活形態が社会的環境ストレスとなって、コロコロ便秘を引き起こしている例もよく見られます。

このタイプの便秘は体質によるものですから、ストレスがなくなるか、ストレスに慣れてストレスと感じなくなれば、自然に解消します。硬い便を出しにくい場合や残便感がある場合は、酸化マグネシウム製剤や、新薬の上皮機能変容薬（ルビプロストン）などでの治療が必要です。

なお、このタイプのコロコロ便秘は普通痛みがありませんが、痛みがある場合は、「過敏性腸症候群（ＩＢＳ）のうちの「便秘型ＩＢＳ」とされます。痛みを伴う場合は上皮機能変容薬の「リナクロチド」が有効です。

HEALTH

便秘外来で行われる診察・検査

本書で紹介した対処法を試しても便秘が改善しない場合は、医療機関を受診して、検査を受けましょう。がんや腸の炎症などの重大な病気が隠れているかもしれません。症状が便秘だけなら、消化器内科か消化器外科を、肛門や直腸に関係している場合は、肛門科を受診してください。子どもの場合は、小児科または小児外科を受診しましょう。

糖尿病など、便秘以外の病気の治療に関連して便秘が起こっている場合は、主治医に相談してください。

基本的な検査の流れを以下に示しました。

●検査の流れ

① **問診・病歴聴取**

初診時に、便秘の症状、既往症、治療中の病気や服薬などについて医師に伝えます。

便秘のきっかけと発症時期、現在の排便回数、便の状態、腹痛や残便感の有無、排便時の困難感、いきみの強さなど、医師の問いかけに的確に答えられるように、受診前にメモに記録しておくとよいでしょう。また、血便や微熱、体重減少の有無、腸の狭窄を示す便の細さなども聞かれます。

② **身体診察**

おなかの上から、便やガスの量、腹部の炎症、腫瘍の有無などを触診します。

直腸まで便が来ていても出せない場合は、直腸診（肛門内診＝医師が肛門内を内診）を行うことも。直腸にたまった便や、直腸粘膜、肛門の状態、肛門括約筋の収縮をチェックします。

３ 血液検査

採血して、便秘と関係が深い甲状腺刺激ホルモン（ＴＳＨ）や血清カルシウム濃度の測定などを行い、便秘の原因となる病気の有無を確認します。酸化マグネシウム製剤を内服中であれば、その血中濃度も調べます。

４ 便潜血検査

少量の便を採取して血液成分のヘモグロビンの有無を調べ、大腸腫瘍や炎症などの異常がないかを調べます。

５ Ｘ線（レントゲン）検査

腹部のＸ線検査で、便の性状と量、ガスの量を撮影します。ストレスによる「けいれん性便秘」や「便秘型ＩＢＳ」では、けいれんした腸管と少量のウサギの便のようなコロコロ便が写ります。「直腸性便秘」では、便意がないときでも直腸にたまった便が確認できます。

6 大腸内視鏡検査

26ページ参照。検査を受けるときは、前日から指示どおりの食事をとり、検査前までに下剤や洗浄剤を飲んで、大腸内の便を全部排出して空にする前処置が必要です。検査時に麻酔を使う医療機関もありますが、私は麻酔なしでも痛くない浸水法という検査を開発し、当院で運用しています。

7 その他の検査

放射線不透過マーカー（口から肛門までの全消化管の通過時間を調べる機器）を用いて、大腸の通過時間を調べることがあります。便の排出障害がある場合は、肛門科の専門的検査として、排便時の直腸、S状結腸、骨盤底筋などの協調運動の状態を調べる「排便造影検査」、骨盤底筋の協調運動障害を評価する「バルーン排出検査」、直腸感覚などを評価する「直腸肛門内圧検査」が行われます。

コラム

便秘カン違いあるある

①便秘だと太る？

「便秘になると太る」と思っている女性が多いようですが、便秘と肥満の直接の因果関係はありません。

便秘で便がたくさんたまっている場合、排出すればその分体重が減りますが、肥満による余分な脂肪が落ちたわけではないのです。

とはいえ、食生活のかたよりや、運動不足から便秘になっている場合、そのような生活習慣が肥満につながっている可能性はあります。

その場合は、生活習慣を改善することが、便秘と肥満をともに解消することにつながるかもしれません。

②便秘だと大腸がんになりやすい？

便秘の人から、「便秘だと大腸がんになりやすいのでは？」と心配する声がしばしば聞かれます。

「便秘で、便が長い時間大腸にとどまっていると、便の中の発がん物質が腸に悪影響を与えるのでは」と疑問をもつ人もいるようです。

今までの研究を振り返ると、２０００年ごろまでは、海外で「便秘の人に大腸がんが多い」という、便秘と大腸がんの関連を示唆する報告がありました。ところが、その後の研究では、便秘と大腸がんは関係がないという報告がほとんどで、関連性はないとされています。

もし、便秘の人が大腸がんになりやすいのであれば、大腸内視鏡検査の頻度を増やすほうがいいと考えられますが、アメリカ消化器病学会では、「便秘の集団のほうが一般的なリスク集団より大腸がんを発症する相対リスクが0・76とむしろ低く、大腸がんが少ない」として、「便秘であっても、便潜血検査で陽性となるなどの大腸がんが疑われる所見がなければ、大腸内視鏡検査を行う必要はない」という見解を出しています。

ただし、下剤を使っている場合には、話が変わってきます。

東北大学の研究によると、「週に2回以上、下剤を使う人は、使わない人にくらべて大腸がんが2・76倍できやすくなる」そうです。

この結果から、不適切な下剤の使用によって大腸の炎症が起きることで、大腸がんが起きやすくなるようです。

便秘と大腸がんは関係がないけれども、下剤を使うときには注意が必要、というのが結論です。

③便秘のときは食べる量を減らすといい？

便は食物のカスからつくられます。食事量が少ないと、排せつする便の材料が不足してしまいます。糖質や脂質だけにかたよらず、食物繊維なども適度に含まれた栄養バランスのよい食事を、1日3食きちんととりましょう。

④バナナのような便でないとダメ？

「理想的な便は、バナナのような形」と巷ではよく言われています。

バナナのような形の排便があって、腹痛も残便感もなく排便後に快適なら、それはハッピーな便だといえるでしょう。

でも、バナナのような形の便だけが正常というわけではありません。摂取する水分や食物繊維が少ないときは、便が硬くなりますし、いくつかに分かれて出ることもあります。

また、食べ方が少ないときには、便が少量になることもあります。それでも、「十分な量が出ていて、快適」なら大丈夫。便の形や量を必要以上に気にすることはありません。

⑤排便を我慢するのはNG？

「朝食後に、便意が起きたのに、忙しくてトイレに入る暇がなかった。あとで行こうと思って我慢していたら、便意がすっかり消えていた」などということ、ありませんか？

たまに便意を我慢する程度ならよいのですが、我慢し続けていると、便意そのものが起こらなくなり、便秘につながります。

便意の我慢から便秘になる人は少なくありません。

便意を感じたら3分だけでも捻出して、トイレに行くようにしましょう。

おわりに

この本を手に取っていただき、ありがとうございました。

私は現在、年間約1000人の新規便秘患者さんを診療しています。
便秘に取り組むきっかけは大腸内視鏡検査法「浸水法」を開発したことでした。

浸水法でも、便秘患者さんは大腸内視鏡検査が大変だったことから
便秘患者さんでも検査を簡単にするいろいろな工夫を試みました、
内視鏡を入れる工夫が、じつは便をスムーズに出す工夫だったのです。

便秘解消法「快うんマッサージ」はスムーズに便を出す方法です。
腹痛や残便感がある方のほとんどに有効ですが、
便秘の原因はひとつではありません。

同じ食事と同じ生活をしている家族の中で私だけ便秘、ということもあります。
便秘には、便秘になりやすい2つの「体質」がありました。
ねじれ腸、落下腸の方は運動不足、けいれん性便秘の方はストレスです。
これまで何をしてもよくならなかったのは、
便秘には2つの体質を含めた原因があり、
便秘の原因を考えた治療がされていなかったからです。

この本の中では便秘の原因を知る方法と快うんマッサージを含めた、
「長続きできる対処法」を解説しました。

便秘の人はそうでない人に比べて長生きしにくいというデータがあります。
そもそも運動している人に便秘は少なく、運動が体によいことは明白です。
そして便秘の人の多くは運動で便秘がよくなります。

便秘は生活習慣の見直しを促す、体の「危険信号」でもあるのです。

ただ、アスリートのような運動重視の生活を続けるのは難しいと思います。
どんなに素晴らしい便秘解消法でも、
一生無理なく継続できるものでなくては意味がありません。

快うんマッサージは、アスリートが便秘にならないメカニズムを、
誰でも、長期間継続することを目標に設定しました。
寝る前、起きる前の数分で布団の中でできるマッサージ、
これなら、運動ができない、時間がない人でも簡単に続けられます。

長続きできる快うんマッサージで便秘を治して、爽快な気分を取り戻し、
適切な運動を含めた生活習慣を取り戻す。
健康で快適な人生を過ごすために便秘をよいきっかけにしてください。

じつは私も運動不足だとおなかが痛い便秘になるねじれ腸の持ち主です。
たまった便がおなかの中にある不快感、腹痛が起きても出てこない便、
そしてとてもまれにすっきり出たときの爽快感……
便秘の人の気持ちはよくわかっているつもりです。

この本でみなさんが爽快な人生を取り戻せることを祈っております。

久里浜医療センター内視鏡部長　水上　健

水上 健（みずかみ・たけし）
国立病院機構久里浜医療センター内視鏡部長。
慶應義塾大学消化器内科非常勤講師（便秘外来担当）。
1965年福岡県生まれ。慶應義塾大学医学部卒業。医学博士。専門は大腸内視鏡検査・治療、過敏性腸症候群（IBS）・便秘の診断・治療。横浜市立市民病院内視鏡センター長などを経て、国立病院機構久里浜医療センター内視鏡検診センター部長、ハイデルベルグ大学 Salem Medical Center 客員教授。自身が開発した無麻酔大腸内視鏡挿入法「浸水法」は、スタンフォード大学・UCLA などをはじめ国内外で広く導入されている。慢性便秘症診療ガイドライン作成委員。おもな著書に『女はつまる 男はくだる　おなかの調子は3分でよくなる!』（あさ出版）、『慢性便秘症を治す本』（法研）などがある。

ねじれ腸《ちょう》 落下腸《らっかちょう》
滞《とどこお》った便《べん》がグイグイ出《で》てくる 快《かい》うんマッサージ

2021年 2月28日　第1刷発行
2023年11月20日　第3刷発行

著　者　水上《みずかみ》 健《たけし》
発行者　平野健一
発行所　株式会社主婦の友社
〒141-0021　東京都品川区上大崎3-1-1 目黒セントラルスクエア
電話 03-5280-7537（内容・不良品等のお問い合わせ）
049-259-1236（販売）
印刷所　大日本印刷株式会社

ISBN978-4-07-446865-2